Monthly Book

Medical Rehabilitation

編集企画にあたって………

　人類生物学ではヒトの直立歩行を説明できる骨の特徴が二つある．一つは頭蓋の大後頭孔の位置，もう一つは仙骨や尾骨とともに骨盤を構成する寛骨の形とされる．頭蓋と脊柱の関係をみると，ヒトが直立する際には，頭蓋が最も安定する位置に大後頭孔があり脊椎上端の第一頚椎を連結している．四足動物では脊柱が地平にほぼ平行で体内の各種臓器を吊り上げて保持するのに対し，ヒトでは直立歩行を獲得する進化の過程で，頚椎，胸椎，腰椎を弯曲させることで重力を分散させ，頭蓋，上肢，体幹の重みを支えるように脊椎が働くようになった．それでも直立では腰部に過度な大きな負担がかかるので，腰痛などを生じやすく，構造的な弱点ともなっている．超高齢社会を迎え，脊椎疾患，そして骨粗鬆症への診療アプローチは必須となっている．リハビリテーション医学・医療の分野では，特に重要である．

　本企画では，代表的な高齢者脊椎疾患について，その病態と，診断時の注意点を中心に岡田英次朗先生にまとめていただいた．脊椎疾患の診断とならんで，疾患や患者の評価法は，リハビリテーション治療を進めるうえで不可欠である．折田純久先生には，脊椎疾患患者の機能や QOL など，高齢患者に必須な認知機能評価を含め，リハビリテーションを進めるうえで，知っておくべき代表的な評価法を概説していただいた．高齢者の脊椎疾患の治療，特に，慢性に経過する疾患では，保存療法はその基本となる．代表する脊椎疾患の保存療法について，運動療法，物理療法，装具療法の留意点を中心に，松谷重恒先生にポイントをまとめていただいた．保存療法の中で，薬物療法による疼痛管理に精通することは，リハビリテーション治療を進めるうえで欠くことができない．小林　洋先生に疼痛治療の評価も交えて概説して頂いた．高齢者のリハビリテーションでは，栄養管理も重要な課題である．鈴木智人先生には，栄養状態の評価法とともに，周術期と回復期における栄養管理の留意点をまとめていただいた．

　高齢者によくみられる疾患として，飯塚陽一先生には腰部脊柱管狭窄症と変形性脊椎症，杉田　誠先生には骨粗鬆症性椎体骨折について，病態，診断とリハビリテーションについて概説して頂いた．さらに，脊髄損傷はリハビリテーション治療分野の大きなテーマである．廣田亮介先生には骨髄間葉系幹細胞移植に関連したリハビリテーション，清水如代先生にはロボットリハビリテーション医療の可能性について，最新の知見を交えて概説いただいた．ロコモティブシンドロームの中で，がんロコモが注目を集めている．小山内俊久先生には，がんの脊椎転移患者のリハビリテーション治療の実際についてまとめていただいた．

　いずれの筆者の先生も，第一線で活躍する脊椎疾患の治療全般に精通したエキスパートであり，豊富な経験に裏打ちされた本企画が，皆様の明日からの臨床に役立つことを願っています．日本全国，そして世界中が COVID-19 に立ち向かっている最中，この稿を記しました．この未曾有の事態の中，担当された先生，編集者の方に深甚なる敬意を表します．状況が一日も早く良くなることを願ってやみません．

2020 年 5 月
髙木理彰

Key Words Index

Writers File

ライターズファイル（50音順）

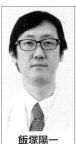

飯塚陽一
（いいづか よういち）

1999 年	群馬大学卒業 同大学医学部附属病院整形外科，研修医
2000 年	藤岡総合病院整形外科，医員 富岡総合病院整形外科，医員
2001 年	済生会前橋病院整形外科，医員
2002 年	国立渋川病院整形外科，医員
2003 年	群馬大学医学部附属病院整形外科，医員
2006 年	前橋赤十字病院整形外科，副部長
2008 年	群馬大学医学部附属病院，助教（整形外科）
2009 年	同大学大学院修了
2015 年	同大学大学院医学系研究科，講師（整形外科学）

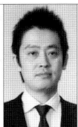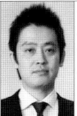

小林 洋
（こばやし ひろし）

2004 年	福島県立医科大学医学部卒業 竹田綜合病院初期研修
2006 年	福島県立医科大学整形外科入局
2010 年	同大学院修了 JA福島厚生連白河厚生病院整形外科
2011 年	寿泉堂総合病院整形外科
2012 年	スイス連邦工科大学チューリッヒ校留学
2013 年	いわき市立総合磐城共立病院整形外科
2014 年	大原綜合病院整形外科・脊椎外科
2015 年	福島県立医科大学整形外科，助教

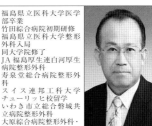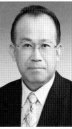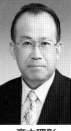

髙木理彰
（たかぎ みちあき）

1986 年	山形大学医学部卒業
1990 年	同大学大学院医学研究科修了
1997 年	ヘルシンキ大学医学部大学院修了
1994 年	日本学術振興会特別研究員（PD）
1996 年	東北大学大学院障害科学分野，助手
2012 年	山形大学医学部整形外科学講座，主任教授
2013 年	同大学医学部附属病院，副病院長

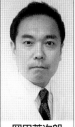

岡田英次朗
（おかだ えいじろう）

2001 年	順天堂大学医学部卒業 慶應義塾大学整形外科入局
2010 年	米国 University of California, San Francisco 留学
2011 年	東京都済生会中央病院整形外科
2017 年	慶應義塾大学整形外科，助教
2019 年	同，講師

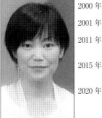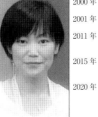

清水如代
（しみず ゆきよ）

2000 年	筑波大学医学専門学群卒業
2001 年	同大学附属病院整形外科レジデント
2011 年	茨城県立医療大学付属病院整形外科・リハビリテーション科，講師
2015 年	筑波大学附属病院リハビリテーション科，病院講師
2020 年	同大学医学医療系リハビリテーション医学，准教授

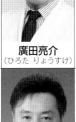

廣田亮介
（ひろた りょうすけ）

2010 年	札幌医科大学卒業
2012 年	同大学整形外科学講座入局
2013 年	滝川市立病院整形外科
2014 年	浦河赤十字病院整形外科
2015 年	市立室蘭総合病院整形外科
2020 年	札幌医科大学大学院卒業 同大学整形外科，助教

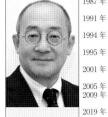

小山内俊久
（おさない としひさ）

1987 年	山形大学医学部卒業 同大学整形外科入局
1991 年	同大学大学院医学研究科博士課程修了
1994 年	ウィーン大学整形外科留学
1995 年	山形県立中央病院整形外科，医長
2001 年	山形大学医学部整形外科，助手
2005 年	同，講師
2009 年	北海道がんセンター骨軟部腫瘍科，医長
2019 年	同センターリハビリテーション科，医長

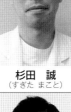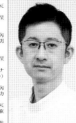

杉田 誠
（すぎた まこと）

1996 年	山形大学卒業 同大学整形外科入局
2014 年	同大学大学院修了 みゆき会病院山形脊椎センター整形外科
2016 年	同センター，センター長

松谷重恒
（まつや しげつね）

1996 年	岩手医科大学卒業
1998 年	東北大学整形外科入局
2006 年	同大学整形外科大学院修了 西多賀病院整形外科 岩手県立中央病院整形外科，整形外科医長
2011 年	東北医薬大学整形外科，講師
2019 年	東北医薬大学整形外科，講師

折田純久
（おりた すみひさ）

1998 年	東京大学工学部卒業（医用精密工学）
2000 年	同大学大学院修士課程修了（医用精密工学）
2004 年	千葉大学医学部卒業 総合病院国保旭中央病院総合診療コース（初期臨床研修医）
2006 年	千葉大学整形外科入局
2010 年	同大学大学院博士課程修了
2011 年	カリフォルニア大学サンディエゴ校（UCSD）麻酔科，客員研究員
2012 年	千葉大学医学部附属病院材料部・整形外科，助教
2015 年	同大学フロンティア医工学センター，助教（兼任）
2018 年	同大学大学院先端脊椎関節機能再建医学講座・整形外科学，特任准教授

鈴木智人
（すずき ともと）

2004 年	山形大学卒業
2006 年	三友堂病院整形外科
2008 年	山形済生病院整形外科
2009 年	山形県立河北病院整形外科
2010 年	山形大学医学部整形外科，病院助教
2019 年	同大学大学院医学系研究科博士医学専攻卒業（医学博士） 同大学医学部整形外科，助教

Contents

高齢者脊椎疾患 リハビリテーションアプローチ

編集企画／山形大学主任教授　髙木理彰

Monthly Book

MEDICAL REHABILITATION No. 249/2020. 6 **目次**

編集主幹／宮野佐年　水間正澄

読んでいただきたい文献紹介

　高齢化社会の進行により，脊椎変性疾患への対応が増えている．近年，特に頻度の高い腰椎疾患に対するリハビリテーション診療に関するランダム化比較試験やメタ解析，システマティックレビューなどが報告されている．腰仙椎椎間板ヘルニアによる下肢痛に対する理学療法の有効性[1]，腰部脊柱管狭窄症に対する除圧術および腰椎固定術に対する術後リハビリテーションの有効性が示されている[2][3]．一方，我が国では，日本整形外科学会の主導により，腰椎椎間板ヘルニア診療ガイドライン，腰部脊柱管狭窄症診療ガイドライン，腰痛診療ガイドラインが相次いで策定されている[4~6]．いずれも日常診療における診断や治療の要点がエビデンスに基づいてまとめられており，腰椎疾患診療の必読書といえる．また，栄養状態の改善はリハビリテーション診療における重要な因子の1つである．疾患別にまとめられたガイドラインであるリハビリテーション栄養診療ガイドライン2018年版[7]もぜひ参照していただきたい．

1) Lee JH, et al : Nonsurgical treatments for patients with radicular pain from lumbosacral disc herniation. *Spine J*, **19** : 1478-1489, 2019.
2) McGregor AH, et al : Rehabilitation following surgery for lumbar spinal stenosis. A cochrane review. *Spine*, **39** : 1044-1055, 2014.
3) Greenwood J, et al : Rehabilitation following lumbar fusion surgery : A systematic review and meta-analysis. *Spine*, **41** : E28-E36, 2016.
4) 日本整形外科学会ほか (監修)：腰痛診療ガイドライン2019，改訂第2版，南江堂，2019.
5) 日本整形外科学会ほか (監修)：腰椎椎間板ヘルニア診療ガイドライン，改訂第2版，南江堂，2011.
6) 日本整形外科学会ほか (監修)：腰部脊柱管狭窄症診療ガイドライン2011，南江堂，2011.
7) 日本リハビリテーション栄養学会 (編)：リハビリテーション栄養診療ガイドライン2018年版，医歯薬出版，2018.

（鈴木智人）

MB Med Reha **No.249**：**1-6**, 2020

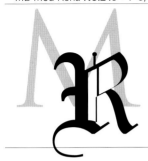

特集／高齢者脊椎疾患リハビリテーションアプローチ

高齢者脊椎疾患の病態特性

岡田英次朗[*1]　渡辺航太[*2]　松本守雄[*3]

Abstract　高齢者の脊椎は経年的な変化により椎間板や椎間関節に変性変化をきたし頚部痛や腰痛などの局所痛のみならず神経障害や脊柱変形による姿勢異常を引き起こす．さらに骨粗鬆症による骨脆弱性や近年注目されるサルコペニアなど筋肉の減少を伴うため，その病態は多岐にわたる．代表的な疾患として，坐骨神経痛や間欠跛行を主訴とする腰部脊柱管狭窄症，四肢のしびれや歩行障害をきたす頚椎症性脊髄症，継続する痛みの原因となる骨粗鬆症性椎体骨折，非炎症性骨増殖疾患であるびまん性特発性骨増殖症，矢状断バランス異常が問題となる成人脊柱変形などが挙げられる．運動器の障害により移動機能が低下した状態はロコモティブシンドロームと定義されるが，多くの脊椎疾患がロコモティブシンドロームの原因となる．

　本稿では高齢者にみられるこれらの代表的な脊椎疾患について，その病態を提示するとともに，診断時の注意点を中心に概説する．

Key words　ロコモティブシンドローム(locomotive syndrome)，腰部脊柱管狭窄症(lumbar spinal canal stenosis)，頚椎症性脊髄症(cervical spondylotic myelopathy)，骨粗鬆症性椎体骨折(osteoporotic vertebral fracture)，びまん性特発性骨増殖症(diffuse idiopathic skeletal hyperostosis)

はじめに

　二本足での立位の保持，歩行を行うヒトの脊椎は，常に上位からの荷重に耐え脊柱を支えている．これまでの研究では，脊椎の加齢性変化は椎間板から始まることが報告されている．Boosら[1]は44屍体の180椎間について椎間板変性を評価した．その結果，30歳以前に椎間板組織への血流が減少することにより終板損傷が惹起されることが椎間板変性の契機となると報告している．椎間板変性により椎間板高の低下や不安定性が生じることで後方の黄色靱帯の肥厚，椎間関節の関節症変化が引き起こされ，加齢とともに変性が進む．

　高齢者の脊椎疾患は骨・関節の変性変化による

もの，骨粗鬆症による骨脆弱性によるもの，筋肉の減少に伴うものなどが存在し，病態は多岐にわたる．本稿では高齢者によくみられる代表的な脊椎疾患について，その病態を提示するとともに，診断時の注意点を中心に概説する．

代表的な脊椎疾患(表1)

1．ロコモティブシンドローム

　運動器の障害のために移動機能の低下をきたした状態であり，骨，関節，軟骨，椎間板といった運動器のいずれか，あるいは複数に障害が起こり，「立つ」「歩く」といった機能が低下している状態とされている[2]．独立した1つの疾患ではなく，立位保持や歩行機能の低下が日常生活動作機能低

[*1] Eijiro OKADA，〒 160-8582 東京都新宿区信濃町35　慶應義塾大学整形外科，講師
[*2] Kota WATANABE，同，准教授
[*3] Morio MATSUMOTO，同，教授

表 1. 高齢者にみられる脊椎疾患

1）変性疾患
<u>頚椎症性脊髄症</u>，頚椎後縦靱帯骨化症，頚椎黄色靱帯骨化症，腰椎椎間板ヘルニア，<u>腰部脊柱管狭窄症（変性すべり症含む）</u>，腰椎分離すべり症
2）腫瘍性疾患
原発性脊椎腫瘍，転移性脊椎腫瘍，脊髄腫瘍（髄内腫瘍，硬膜内髄外腫瘍，硬膜外腫瘍），頚椎偽腫瘍，滑膜嚢腫
3）炎症性疾患
関節リウマチ，強直性脊椎炎，透析脊椎症，化膿性脊椎炎，結核性脊椎炎
4）外傷性疾患
骨粗鬆症性椎体骨折，破裂骨折
びまん性特発性骨増殖症に伴った脊椎損傷
5）脊柱変形
<u>成人脊柱変形</u>，パーキンソン病による後弯症

実臨床上，頻度の高いものを下線で記した．

下の中でも早期に出現することに着目し，運動器障害の早期発見や社会への啓発のために考えられた概念である．腰部脊柱管狭窄症や変形性膝関節症などが原因疾患となり，徐々に歩行機能が低下する．診断や重症度の評価には，立ち上がりテスト，2 ステップテスト，ロコモ 25 質問票からなるロコモ度テストを用いる[3]（**図 1, 2**）．軽症例（ロコモ度 1）では適度な運動やロコトレと呼ばれる片脚立ち，スクワットなどで進行予防を行うが，進行例（ロコモ度 2）では原因となった疾患の治療を行う必要がある．バランス訓練や体幹・下肢筋力訓練などの運動器リハビリテーションを行うことにより，将来の転倒を予防することが重要である．

2．腰部脊柱管狭窄症

50 歳代以降に好発し，加齢とともに有病率が上昇する．60 歳以上の坐骨神経痛を主訴に外来受診する原因疾患で最も多い疾患であり，日常診療上の遭遇の頻度が高い．椎間板や椎間関節に変性変化を生じ，椎間板膨隆や骨棘形成などをきたすことから脊柱管の狭窄が生じる．多くは脊柱管内の馬尾神経や椎間孔での神経根の圧迫が加わるため，殿部から下肢へ坐骨神経痛やしびれなどの症状を呈する[4]．

問診の際に聴取するべきは，最も特徴的な臨床症状である神経性間欠跛行の有無である．一定距離の歩行後に下肢のしびれや疼痛が出現するために連続歩行が困難となる．腰部脊柱管狭窄症では座位による腰椎前屈位をとることにより疼痛が軽減し，再度の歩行が可能になる．一方，末梢動脈疾患などの血管性跛行では，歩行を中断すれば立位のままでも症状の改善がみられる．腰部脊柱管狭窄症における間欠跛行は，重症化により歩行距離が短くなるために治療効果判定にも使用が可能である．また，脊椎外科専門医以外でも診断が可能なように，腰部脊柱管狭窄診断サポートツールが日本脊椎脊髄病学会により作成されており[5]，問診と簡便な診察で評価することが可能である（**表 2**）．

軽症例では内服薬や理学療法を行うが，歩行障害を伴う重症例では除圧術などの手術治療が選択される．

3．頚椎症性脊髄症

頚椎症性脊髄症は頚椎の加齢性変化により脊柱管の狭小化をきたし，脊髄の圧迫による脊髄症状をきたしたものである．60 歳代以降の男性に多くみられる．症状は横断性の脊髄症状をきたすことが多く，両側上肢の感覚障害，巧緻運動障害，歩行障害などがみられる．症状は手のしびれから始まることが多く，緩徐に進行する．解剖学的な研究より日本人を含む東アジア人は脊柱管の前後径が白人などに比較して小さいことが報告されており，軽〜中等度の変性であっても発育性脊柱管狭窄症を伴っている場合には脊髄圧迫をきたす．診断は MRI が有用である．頚椎 MRI 矢状断像で膨隆した椎間板，骨棘などによる多椎間の脊髄圧迫が認められる場合が多く，神経学的な所見と整合

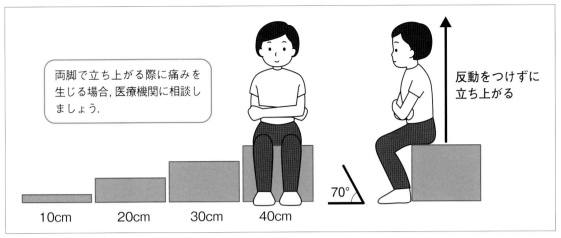

図 1. 立ち上がりテスト

両脚で立ち上がる際に痛みを生じる場合，医療機関に相談しましょう.

反動をつけずに立ち上がる

10cm　20cm　30cm　40cm　70°

両脚の場合：被験者は 40 cm の台に両腕を組んで座る．このとき両脚は肩幅くらいに広げ，床に対して脛(すね)がおよそ 70°（40 cm の台の場合）になるようにして，反動をつけずに立ち上がり，そのまま 3 秒間保持する．

片脚の場合：40 cm の台から両脚で立ち上がることができたら，次に片脚でテストをする．基本姿勢に戻り，左右どちらかの脚を上げる．このとき上げたほうの脚の膝は軽く曲げる．反動をつけずに立ち上がり，そのまま 3 秒間保持する．

どちらか一方の片脚で 40 cm の高さから立ち上がれない場合→移動機能の低下が始まっている状態．

両脚で 20 cm の高さから立ち上がれない場合→移動機能の低下が進行している状態．

（文献 3 より）

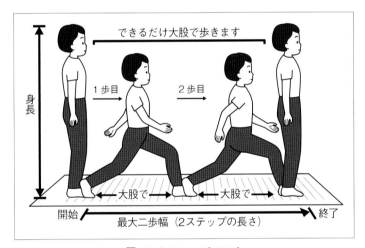

図 2. 2 ステップテスト

できるだけ大股で歩きます

身長　1 歩目　2 歩目　大股で　大股で　開始　最大二歩幅（2 ステップの長さ）　終了

スタートラインを決め，両足のつま先を合わせる．できる限り大股で 2 歩歩き，両足を揃える（バランスを崩した場合は失敗とする）．2 歩分の歩幅（最初に立ったラインから，着地点のつま先まで）を計測する．2 回行い，数値が大きいほうの記録を採用する．

次の計算式で 2 ステップ値を算出する.

"2 歩幅(cm)÷身長(cm)＝2 ステップ値".

2 ステップ値が 1.3 未満→移動機能の低下が始まっている状態．

2 ステップ値が 1.1 未満→移動機能の低下が進行している状態

（文献 3 より）

性がとれた場合に診断が確定する．特に T2 強調画像で髄内高輝度変化は重症患者で出現頻度が高い[6]．画像上のみの狭窄で神経症状をきたしてい

ない場合には確定診断とならない．

これまでの自然経過の研究[7)8)]で，発育性脊柱管狭窄の存在するもの，MRI の横断像で全周性圧迫

表 2. 腰部脊柱管狭窄診断サポートツール(日本脊椎脊髄病学会)

当てはまる項目をチェックし,チェックした( )内の数字の合計点を求めてください.
ただし,アンダーラインの項目の数字は点数がマイナスですので注意してください.

病 歴

年齢　　　　　　　　　　　　□ 60 才未満　(0)
　　　　　　　　　　　　　　□ 60〜70 才　(1)
　　　　　　　　　　　　　　□ 71 才以上　(2)
糖尿病の既往　　　　　　　　□ あり　(0)　　　　　　□ なし　(1)

問 診

間欠跛行　　　　　　　　　　□ あり　(3)　　　　　　□ なし　(0)
立位で下肢症状悪化　　　　　□ あり　(2)　　　　　　□ なし　(0)
前屈で下肢症状が軽快　　　　□ あり　(3)　　　　　　□ なし　(0)

身体所見

前屈による下肢症状出現　　　□ あり　(−1)　　　　　□ なし　(0)
後屈による下肢症状出現　　　□ あり　(1)　　　　　　□ なし　(0)
ABI*0.9　　　　　　　　　　□ 以上　(3)　　　　　　□ 未満　(0)
ATR**低下・消失　　　　　　□ あり　(1)　　　　　　□ 正常　(0)
SLR***テスト　　　　　　　□ 陽性　(−2)　　　　　□ 陰性　(0)

合計点　　　　　　点

7 点以上の場合は,腰部脊柱管狭窄である可能性が高いといえます.専門医へ紹介し,診断を確定してください.

* ABI(Ankle Brachial Pressure Index)
** ATR(Achilles Tendon Reflex)アキレス腱反射
*** SLR(Straight Leg Raising)

(文献 5 より)

を認めるものでは症状が進行する可能性が高いことから,重症例や進行例では手術を選択する必要がある.

4. 骨粗鬆症性椎体骨折

骨粗鬆症とは低骨量と骨組織の微細構造の異常を特徴とし,骨の脆弱性が増大し,骨折の危険性が増大している疾患である.国内に1,280万人(男性300万人,女性980万人)の骨粗鬆症患者が存在し,腰椎部の骨密度による評価で60歳代女性は13.5%,70歳代女性は29.8%,80歳代以上の女性は43.8%に骨粗鬆症を有する[9].転倒や重量物を持ち上げる動作で受傷することが多い.骨折急性期の激しい疼痛や遷延治癒例では疼痛の慢性化がみられる.骨癒合が得られたとしても骨粗鬆症性椎体骨折の多くでは,楔状椎や扁平椎などに変形して治癒するため,変形が強く残存した場合には脊柱アライメントが悪化し後弯変形が生じる.

骨粗鬆症に対する治療が必要となる.骨量減少のみの症例では活性型ビタミンDやビスホスホネートを用いた治療が一般的であるが,すでに椎体骨折をきたしている患者では新規骨折のリスクが高く重症な骨粗鬆症に分類される.重症例ではテリパラチドを用いたのちにビスホスホネートまたはデノスマブを投与することが推奨されている[10].安静やコルセットによる治療が第一選択であるが,硬性装具を用いても骨癒合率を100%得ることはできない[11]ために,疼痛が残存する場合には経皮的椎体形成術や脊椎固定術などの手術治療が選択される.

5. びまん性特発性骨増殖症

非炎症性の骨増殖疾患であり,脊椎のみならず全身に骨増殖がみられる.高齢の男性に多くみられ,メタボリックシンドローム,糖尿病や高血圧,心疾患などとの関係が指摘されている.脊椎では"flowing wax"と表現される蝋が垂れるような形状の前縦靱帯の骨増殖が特徴である.一般的に骨増殖は中位胸椎から発生し加齢とともに頭尾側へ進展していく.臨床症状は体幹運動制や腰痛であるが,症状を伴うものと伴わないものが存在する.転倒などの軽微な外傷をきたした場合,容易に脊椎損傷をきたすことが報告され,診断が遅れた場合には遅発性麻痺をきたすことが問題となっ

ている．びまん性特発性骨増殖症では不規則な骨増殖が脊椎症変化にみられやすいことから単純X線のみでは診断が困難な場合がある[12]．骨増殖症変化を伴う脊椎を持つ患者が外来を受診した場合には，脊椎損傷の可能性を考慮しCTやMRIなどの追加検査を施行することが肝要である．また，腰部脊柱管狭窄症に対する手術を行った際に本症を合併している場合には，通常の脊椎よりも手術成績が劣ることが報告されている[13]．

6．成人脊柱変形

小児では思春期特発性側弯症などの冠状面の変形が問題となることが多いが，高齢者では矢状面バランス不良が多くみられる．近年，このような脊柱変形（後弯変形となることが多い）では，立位での矢状面バランスが悪化するほど患者のQOLが悪化することが明らかとなってきた[14]．

小児期の特発性側弯症の遺残に加齢性変化をきたしたもの（superimposed），そのような小児期からの変形がなく加齢による変性変化のみで変形をきたしたもの（de novo）に分かれる．両者の鑑別は必ずしも容易ではないが，小児期からの変形を伴うものでは，患者自身が病歴を理解していることが多いが，画像的な評価としては単純X線での回旋変形の程度が大きいのが特徴である．一方，de novoでは椎間板変性が強くみられ回旋変形は軽度である．単純X線による評価が主体となるが，腰椎など局所的な評価だけではなく，骨盤や頚椎のアライメントなども含めた包括的な評価が必要となる．若年者の正常な矢状面バランスは報告があるものの高齢者の正常なバランスは未だ明らかとはなっていない．

本症では基本的には薬物療法，運動療法，装具などによる保存療法が行われる．しかし，保存治療による変形の改善は困難である．近年，手術治療が低侵襲化されつつあり，高齢者であっても出血量を抑えて矯正固定術を施行することが可能となってきたが，術後の後弯変形の再悪化やインプラントの折損などが報告されており，いまだに課題が多く存在する．

まとめ

高齢者にみられる脊椎疾患について概説した．代表的な疾患の特徴をよく理解し，正しく診断をするとともに，慎重に治療法選択を行う必要がある．

文　献

1) Boos N, et al：Classification of age-related changes in lumbar intervertebral discs：2002 Volvo Award in basic science. *Spine*（*Phila Pa 1976*），**27**（23）：2631-2644, 2002.

2) 中村耕三：ロコモティブシンドローム（運動器症候群）超高齢社会における健康寿命と運動器．日整会誌，**83**（1）：1-2, 2009.

3) 日本整形外科学会：ロコモパンフレット，2015.

4) 岡田英次朗ほか：部位によるしびれ感とその対応　下肢・腰椎疾患．*Clin Neurosci*，**36**（4）：484-486, 2018.

5) 紺野愼一ほか：腰部脊柱管狭窄の診断サポートツール．臨整外，**41**（8）：859-864, 2006.

6) Fernandez de Rota JJ, et al：Cervical spondylotic myelopathy due to chronic compression：the role of signal intensity changes in magnetic resonance images. *J Neurosurg Spine*，**6**（1）：17-22, 2007.

7) 岡田英次朗ほか：頚髄症の自然経過．*Bone Joint Nerve*，**8**（1）：59-63, 2018.

8) Shimomura T, et al：Prognostic factors for deterioration of patients with cervical spondylotic myelopathy after nonsurgical treatment. *Spine*（*Phila Pa 1976*），**32**（22）：2474-2479, 2007.

9) Yoshimura N, et al：Prevalence of knee osteoarthritis, lumbar spondylosis, and osteoporosis in Japanese men and women：the research on osteoarthritis/osteoporosis against disability study. *J Bone Miner Metab*，**27**（5）：620-628, 2009.

10) 川口　浩：骨粗鬆症の基礎と最近の話題．*Jpn J Rehabil Med*，**56**（5）：349-360, 2019.

11) Kato T, et al：Comparison of Rigid and Soft-Brace Treatments for Acute Osteoporotic Vertebral Compression Fracture：A Prospective, Randomized, Multicenter Study. *J Clin Med*，**8**（2）：E198, 2019.

12) Okada E, et al : Spinal fractures in patients with Diffuse idiopathic skeletal hyperostosis : A nationwide multi-institution survey. *J Orthop Sci*, **24**(4) : 601-606, 2019.

13) Okada E, et al : Lumbar spinal canal stenosis in patients with diffuse idiopathic skeletal hyperostosis : Surgical outcomes after posterior decompression surgery without spinal instrumentation. *J Orthop Sci*, **24**(6) : 999-1004, 2019.

14) Glassman SD, et al : The impact of positive sagittal balance in adult spinal deformity. *Spine (Phila Pa 1976)*, **30**(18) : 2024-2029, 2005.

MB Med Reha **No.249**：7-18, 2020

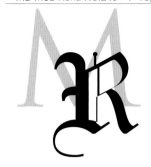

特集／高齢者脊椎疾患リハビリテーションアプローチ

脊椎疾患患者の評価法

折田純久[*1]　稲毛一秀[*2]　志賀康浩[*3]　江口　和[*4]
牧　　聡[*5]　古矢丈雄[*6]　大鳥精司[*7]

　Abstract　脊椎患者における神経学的所見や機能評価，認知機能の評価などリハビリテーションを進めるうえで知っておくべき代表的な評価法や認知機能評価について概説，さらには骨粗鬆症やサルコペニアなどを含む高齢者をとりまく問題点・特殊性についても述べた．脊椎疾患患者の神経症状を中心とした理学所見の評価の実際やSF-36，RMDQ，ODIやNDI，ならびに新旧JOAスコアなど，機能およびADL・QOL評価を行うための指標，および長谷川式に代表される認知機能評価は高齢者に対する有効な診療を行ううえでは重要かつ不可欠な評価である．本邦が突入した超高齢社会においては，臨床の最前線で運動器疾患に対峙する整形外科，リハビリテーション科をはじめ多分野の連携が重要となってくるものと考えられ，そのためには骨粗鬆症やそれに伴う疼痛，サルコペニアを含む体幹・四肢筋量の低下がもたらす影響とロコモティブシンドロームも念頭に置くことで，より総合的・学際的な運動器診療の実施が可能となる．

　Key words　脊椎疾患(spinal disorder)，機能評価(functional evaluation)，理学所見(physical findings)，骨粗鬆症(osteoporosis)，サルコペニア(sarcopenia)，ロコモティブシンドローム(locomotive syndrome)

はじめに：脊椎の関連機能障害の評価について

　臨床における脊椎疾患の機能評価は筋力低下やしびれ・知覚障害が一般的であるが，これに加えて主に脊髄症に由来する巧緻運動障害や後索障害などを伴うふらつきや歩行障害などによる中枢神経系の評価と，馬尾を含む末梢神経の障害に対する評価に大別される．脊椎疾患は運動器疾患としての側面も大きく，整形外科における画像診断はほぼ必須の検査となることが多いものの，必ずしもその所見は患者の愁訴を反映するものではない．患者の状態をより正確に把握するには，神経学的所見を中心とした理学所見や客観的な疼痛・機能評価が重要となる．ここでは脊椎疾患患者の理学所見や機能，QOLなど，リハビリテーションを進めるうえで知っておくべき代表的な評価法や認知機能評価について概説する．

[*1] Sumihisa ORITA，〒260-8677　千葉県千葉市中央区亥鼻1-8-1　千葉大学大学院先端脊椎関節機能再建医学講座・同大学大学院医学研究院整形外科学，特任准教授
[*2] Kazuhide INAGE，同大学大学院医学研究院整形外科学，助教
[*3] Yasuhiro SHIGA，同大学大学院医学研究院整形外科学・同大学大学院先端脊椎関節機能再建医学講座，特任助教
[*4] Yawara EGUCHI，同大学大学院医学研究院整形外科学・同大学大学院運動器科学革新医療創成講座，特任准教授
[*5] Satoshi MAKI，同大学大学院医学研究院整形外科学，助教
[*6] Takeo FURUYA，同，講師
[*7] Seiji OHTORI，同，教授

表 1. 診察室での一連の診察概要

入室時	歩行，姿勢，表情の観察
立位	姿勢，肩甲骨や骨盤の高さなど側弯の検査，胸腰椎の可動域，片脚立位，継足歩行，Romberg 徴候などの平衡感覚，Kemp 徴候の確認
脱衣時	手の動き（巧緻障害），頚椎や肩，股関節の可動域の観察
座位	上半身の視診，Spurling 徴候，reverse Lhermitte 徴候，上半身の筋力・知覚検査，上半身の触診・圧痛点，脊柱の叩打痛，上肢の腱反射などの確認
仰臥位	下半身の視診，下肢伸展挙上テスト，大腿神経伸展テストなどの疼痛誘発試験，下半身の筋力・知覚検査，下半身の触診・圧痛点，下肢の腱反射の確認

理学所見の評価

理学所見の実施や評価には個人差もあり，個々の理学所見は感度・特異度とも高くはないものの実地臨床における徒手検査として重要であり，複数の所見を総合することで精度の高い診断が可能である．このため陽性所見のみならず鑑別疾患を否定する陰性所見を得ることも重要である[1]．

表 1 に，診察室で行われる理学所見の評価の実際を挙げる．医師がこれらを重視して評価するのはもちろんのこと，リハビリテーション室でもこれらの項目の評価は重要である．特に患者は医師の前ではより重症を装う，もしくは軽症であるかのように振る舞うなど実際の状態とは格差がある場合があるため，医師のカルテなども参照し，患者の状況を十分に把握する．

次に理学所見の評価項目について概説する．

1. 視 診

患者が診察室，リハビリテーション室に入室したところから患者の表情や歩容などについて確認する．

歩行について確認されるのは，痙性跛行（spastic gait：頚髄症，胸髄症），不安定な脊髄癆性歩行（脊髄後索障害），鶏歩（steppage gait：L5 神経根障害あるいは腓骨神経麻痺を示唆する鶏歩，脚長差のために生じる硬性墜落跛行），軟性墜落跛行（Trendelenburg 歩行：股関節外転筋力低下），疼痛跛行（下肢の痛みを避けるために患側の荷重時間を短くする），小刻み歩行（Parkinson gait），小脳失調性歩行（閉眼時に増強するふらつき歩行）であり，姿勢にて着目するのは小児の頚椎の回旋側屈変形（環軸椎回旋固定），頚椎の非疼痛側への前屈（頚部神経根症），腸腰筋肢位（仰臥位での片側の股関節の屈曲肢位，腸腰筋膿瘍を示唆）などがある．

2. 触 診

圧痛・冷感などの確認を含め，触診を行う．腰背部痛や頚部痛では，叩打痛・圧痛をみることも重要である．腰椎椎間板ヘルニアや分離症では当該椎間に圧痛を認めることも多く，圧迫骨折では叩打痛を訴える．頚部痛，腰下肢痛の多くを占める筋性疼痛では筋腱移行部あるいは筋骨移行部に圧痛を訴えたり，筋硬結を触れる．仙腸関節障害では後上腸骨棘や後腸仙腸靱帯や仙結節靱帯の圧痛を訴える．

上肢しびれを訴える患者では，尺骨神経麻痺や正中神経麻痺を鑑別するために肘部管や手根管の Tinel 徴候を確認する．また，Wright Test（上肢挙上位での橈骨動脈触知の減弱・消失）や Morley Test（腕神経叢の圧迫による上肢への放散痛）陽性の場合は胸郭出口症候群なども考える．

足関節の背屈筋力が弱いときは腓骨神経麻痺も念頭に置いて腓骨頭を，膝内側の痛みやしびれを訴える患者では稀であるが伏在神経の障害も考慮し，Hunter 管（内転筋管）の圧痛をみる．下肢しびれや冷感を訴える患者では閉塞性動脈硬化症（arteriosclerosis obliterans；ASO）も疑い，下肢の皮膚温，足背動脈の他に大腿動脈，膝窩動脈，後脛骨動脈の触知を行う．

3. 脊柱所見

頚椎，胸腰椎の可動性（前後屈，回旋・側屈）を評価し，この際に動きに伴う痛みもあるかどうかを確認する．特に交通事故，後遺症診断などの場合は可動域の占める意義は大きい．腰椎の前屈可動域は指床間距離（finger floor distance；FFD）で記載する．同時に，股関節・膝関節の可動域や肋

骨と腸骨の接触なども確認する.

4．神経学的所見

症状の誘発テスト，筋力，知覚，深部腱反射の評価からなる.

1）症状誘発テスト

頚椎では伸展時の頚背部痛や reverse Lher-mitte 徴候(上肢への電撃痛)，頚部神経根症でのSpurling 徴候や腰部神経根症での Kemp 徴候，坐骨神経痛や大腿神経痛の誘発テストである下肢伸展挙上(Straight Leg Raising；SLR)テスト，大腿神経伸展テスト(Femoral Nerve Stretch Test；FNST)など，頚椎や腰椎の運動に伴う疼痛の誘発を確認する. 仙腸関節障害の可能性があるときは Patrick Test，Gaenslen Test などを行う.

2）筋力テスト(MMT)

筋力は徒手筋力テストにより0～5の6段階で評価する. 基準となるのは重力に抗して可動が可能となる fair(MMT 3)である. また各段階間の筋力は＋，－を用いて判定することがある(例：4－).MMT は高位診断にも重要であるため十分に評価する. 検者は被検者と同じ部分の筋を用いて検査ができるよう心がけるのが望ましい.

3）知覚検査

ピン痛覚検査で評価する. ピンがなければ酒精綿のパッケージの角など，尖った物で代用する.頚部や鎖骨上部は中下位頚髄症であっても正常に保たれるため，ここを基準に上肢，体幹へ下行させながら検査する. 特に脊髄症では痛覚過敏(針先から不快なしびれやビリビリ感が周囲に放散)がみられることがある. 代表的な知覚異常所見として障害対側の温痛覚麻痺がみられる Brown-Séquard 症候群や，解離性感覚障害がみられる脊髄空洞症などに注意する.

4）深部腱反射

患者の意志によらない客観的な検査であるが，患者をリラックスさせた状態で十分に筋緊張のほぐれた診察後半に行うと良い. 上腕二頭筋腱反射，上腕三頭筋腱反射，膝蓋腱反射，アキレス腱反射は高位診断の要となる. 膝や足のクローヌス(patellar/ankle clonus)は，膝蓋腱反射やアキレス腱反射が著明に亢進した状態でみられる. Hoff-mann 徴候や Babinski 徴候も確認する. C4 髄節より頭側が障害された場合は三角筋反射や肩甲上腕反射が陽性となる.

疼痛・機能評価

脊椎疾患患者における臨床的アウトカムとしては痛みも含めた総合的な評価が必要であり，このような各種評価法には sensitivity(感受性)，feasi-bility(理解を含めた使いやすさ)，reliability(信頼性)，validity(妥当性)，responsiveness(変化の評価が可能)が求められ，現在までにいくつかの評価方法が用いられてきた. これら機能障害評価の手法は一般的な健康状態の評価指標，疾患特異的機能の評価指標に分類され，一部疼痛についての評価も含む. また，高齢者においては認知機能の評価も必須となる.

1．症候の評価

1）Visual Analogue Scale(VAS)

長さ 10 cm の線分の左端を「痛みなし」，右端を「想像できる最も強い痛み」とし，被検者自身が線分上に疼痛のレベルを記入し，その左端からの長さ(0～10.0 cm までの mm 単位 101 段階で評価)を記録する. しびれの評価にも用いられ，類似のものに痛みの強さを整数値で表す Numerical Rat-ing Scale(NRS)，顔のイラストを併記した Face Scale などが簡便であり，高齢者の評価にはより適しているとされる. また各種の機能評価のうち，腰痛疾患に対するものの割合が多い.

2．包括的 QOL・ADL 評価

1）MOS-Short Form 36(SF-36)

対象を限定せず評価が可能であり，8つの解釈度により以下の8つの健康概念を測定するように作られている. 各尺度の特典を国民標準値と比較することにより解釈を行い，日本語版も用意されている.

(1) 身体機能(physical functioning；PF)
(2) 日常役割機能(身体)(role physical；RP)

表 2. 日本整形外科学会頚部脊髄症治療成績判定基準（JOA スコア）

上肢運動機能

4：全く正常（左右とも）

3：箸使い，書字がぎこちない．ボタンかけはややしにくいが，袖のボタンかけ可．

2：箸は不自由だが大きなものはつまめる．肉切りは辛うじて可．大きなボタンかけは可．

1：箸，書字は不能．スプーン・フォークで辛うじて可．肉切りは不能．

0：自力では不能（箸，スプーン・フォーク，ボタンかけすべて不能）

肩・肘機能（マイナス評価）

−2：三角筋または上腕二頭筋筋力≦2

−1：三角筋または上腕二頭筋筋力≦3

　　（−0.5：三角筋または上腕二頭筋筋力≦4）

−0：三角筋または上腕二頭筋筋力≦5

下肢運動機能

4：正常

3：ぎこちないが速歩可能．［軽く障害］

　　（2.5：平地では支持不要だが，階段の降りのみ不安なので手すりが必要）

2：平地では支持不要だが，階段の階段の昇降に手すりが必要．［中程度に障害］

　　（1.5：平地では支持なしで歩けるが，不安定．実用的には支持が必要）

1：平地の歩行でも必ず支持が必要．［高度に障害］

　　（0.5：自力で歩行はできないが，自力で立位を保持することは可能）

0：自力では歩くことも立つことも不能．

上肢の知覚機能

2：正常

　　（1.5：軽い自覚的シビレのみで痛みや触覚は正常）

1：シビレているが痛みや触覚は正常な部分の 6 割以上はわかる．［中程度に障害］

　　（0.5：痛みや触覚は正常な部分の半分以下に低下．耐え難い程の痛みやシビレを感じる）

0：触れられてもつねられても感覚がない．近く脱失．［高度に障害］

下肢の知覚機能

2：正常

　　（1.5：軽い自覚的シビレのみで痛みや触覚は正常）

1：シビレているが痛みや触覚は正常な部分の 6 割以上はわかる．［中程度に障害］

　　（0.5：痛みや触覚は正常な部分の半分以下に低下．耐え難い程の痛みやシビレを感じる）

0：触れられてもつねられても感覚がない．知覚脱失．［高度に障害］

体幹の知覚機能

2：正常

　　（1.5：軽い自覚的シビレのみで痛みや触覚は正常）

1：シビれているが痛みや触覚は正常な部分の 6 割以上はわかる．［中程度に障害］

　　（0.5：痛みや触覚は正常な部分の半分以下に低下．耐え難い程の痛みやシビレを感じる）

0：触れられてもつねられても感覚がない．知覚脱失．［高度に障害］

膀胱機能

3：正常

2：頻尿（1 時間おきに行きたくなる）．開始が遅い．［軽く障害］

1：残尿感あり．尿切れが悪い．排尿時間延長，時に尿もれあり．［中程度に障害］

0：尿の感覚はわからず失禁する．尿を出せない．［高度に障害］

(3) 身体の痛み（bodily pain；BP）

(4) 社会生活機能（social functioning；SF）

(5) 全体的健康感（general health perceptions；GH）

(6) 活力（vitality；VT）

(7) 日常役割機能（精神）（role emotional；RE）

(8) 心の健康（mental health；MH）

2）Roland-Morris Disability Questionaire（RMDQ）

腰痛特異的評価法で頻用され，24 の質問によって構成された腰痛を評価するスコアリングシステムであり，高得点ほど障害の度合いが大きい．身

表 3. 日本整形外科学会腰痛疾患治療成績判定基準(JOA スコア)

Ⅰ：自覚症状

A. 腰痛に関して

  3：全く腰痛はない.

  2：時に軽い腰痛がある.

  1：常に腰痛があるか, あるいは時にかなりの腰痛がある.

  0：常に激しい腰痛がある.

B. 下肢痛に関して

  3：全く下肢痛, シビレがない.

  2：時に軽い下肢痛, シビレがある.

  1：常に下肢痛, シビレがあるかあるいは時にかなりの下肢痛, シビレがある.

  0：常に激しい下肢痛, シビレがある.

C. 歩行能力に関して

  3：全く正常に歩行が可能.

  2：500 メートル以上歩行が可能であるが, 疼痛, シビレ, 脱力を生じる.

  1：500 メートル以下の歩行で, 疼痛, シビレ, 脱力を生じて歩けない.

  0：100 メートル以下の歩行で疼痛, シビレ, 脱力を生じ, 歩けない.

Ⅱ：他覚所見

A. SLR(hamstring tightness を含む)

  2：正常

  1：30〜70°

  0：30°未満

B. 知覚

  2：正常

  1：軽度の知覚障害を有する.

  0：明白な知覚障害を認める.

注1) 軽度の知覚障害とは患者自身が認識しない程度のもの

注2) 明白な知覚障害とは知覚のいずれかの完全脱出, あるいはこれに近いもので患者自身も
    明らかに認識しているものをいう.

C. 筋力

  2：正常

  1：軽度の筋力低下

  0：明らかな筋力低下

注1) 被検筋を問わない.

注2) 軽度の筋力低下とは筋力 4 程度を指す.

注3) 明らかな筋力低下とは筋力 3 以下を指す.

注4) 他覚所見が両側に認められるときには, より障害度の強い側で判定する.

Ⅲ：日常生活動作

各々の日常生活動作について, 以下の通り点数をつける.

容易：2 点   やや困難：1 点   非常に困難：0 点

  a. 寝返り動作

  b. 立ち上がり動作

  c. 洗顔動作

  d. 中腰姿勢または立位の持続

  e. 長時間座位(1 時間位)

  f. 重量物の挙上または保持

  g. 歩行

Ⅳ：膀胱機能

  0：正常

－3：軽度の排尿困難(頻尿, 排尿遅延, 残尿感)

－6：高度の排尿困難(失禁, 尿閉)

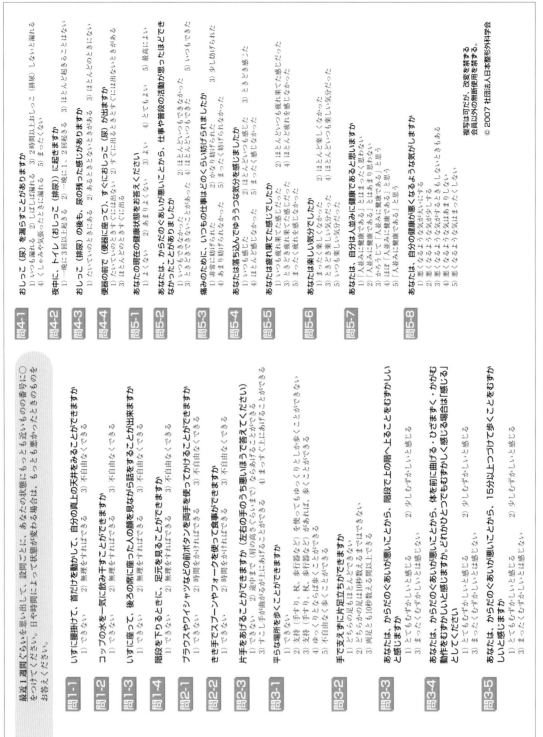

図 1. 頚部脊髄症評価質問票（JOACMEQ）

体機能に主眼が置かれており精神機能に関する質問を含んでいないことや2択式であるため当てはまらない場合に回答を選択できない，下肢痛のみの場合に答えづらいなどの問題点もあるため，他の指標との併用もなされる.

3）Oswestry Disability Index（ODI），Neck Disability Index（NDI）

ODI は腰痛疾患における代表的な QOL 評価指

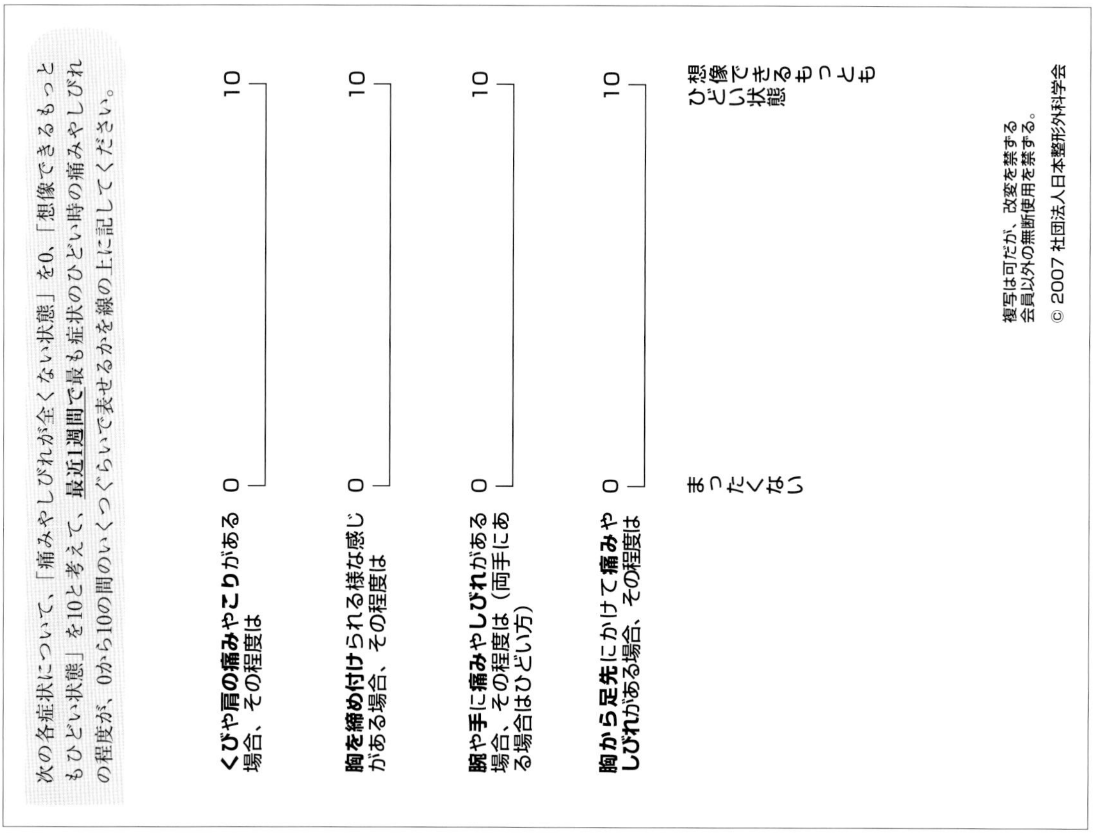

次の各症状について、「痛みやしびれが全くない状態」を0、「想像できるもっともひどい状態」を10と考えて、最近1週間で最も症状のひどい時の痛みやしびれの程度が、0から10の間のいくつぐらいで表せるかを線の上に記してください。
くびや肩の痛みやこりがある場合、その程度は
0
10
胸を締め付けられる様な感じがある場合、その程度は
0
10
腕や手に痛みやしびれがある場合、その程度は（両手にある場合はひどい方）
0
10
胸から足先にかけて痛みやしびれがある場合、その程度は
0
10
まったくない
想像できるもっともひどい状態
複写は可だが、改変を禁ずる
会員以外の無断使用を禁ずる。
© 2007 社団法人日本整形外科学会

図 1. つづき

標として用いられ，腰痛によって障害される主な日常生活動作10項目(痛みの強さ，身の回りのこと，物の挙上，歩行，座位，立位，睡眠，性生活，社会生活，乗り物での移乗)からなり，各項目の6つの選択肢に0～5点の点数が割り付けられる．点数が高いほどQOLが低く，合計点(満点：50点)を50で除した数値(%)が評価となる．ただし性生活に関する質問が含まれるため，特に高齢患者では回答率が低下することがあり，若齢，がん転移症例では省略されることもある．

ODIは社会的な損失を評価する項目を含むため，SF-36の精神面の項目ともよく相関することが報告される．

NDIはODIをもとにカナダのVernonらにより開発されたものであり，10の質問項目からなり患者は6つの回答(0～5ポイントで評価)の中から自分に最も当てはまるものを選択する．合計点/50×100＝障害程度(%)であり，数値が高いほど障害が大きい．他言語に翻訳されているが，2012年度に日本語版の信頼性と妥当性が検証された．

4）Quebec Back Pain Disability Scale

1995年にカナダのKopecらにより報告された腰痛における機能評価スケール．20項目の日常生活動作について困難を感じるかどうか質問があり，患者は0～5の6段階で回答する．障害が全くないものは0点，最高点は100点となる．

5）Zurich Claudication Questionnaire (ZCQ)

Swiss Spinal Stenosis Questionnaire(SSS)とも呼び，1996年にスイスのStuckiらによって報告された腰部脊柱管狭窄症に特異的な評価尺度である．すべての患者に対して12の質問項目(症状の重症度と身体機能について)があり，治療を受けた患者にはさらに6つの質問(満足度について)が追加される．北米脊椎学会の変性腰部脊柱管狭窄症の臨床ガイドラインでは推奨度Bにランクされている．2010年に日本語版が報告されており，信頼性と妥当性の検証が行われている．

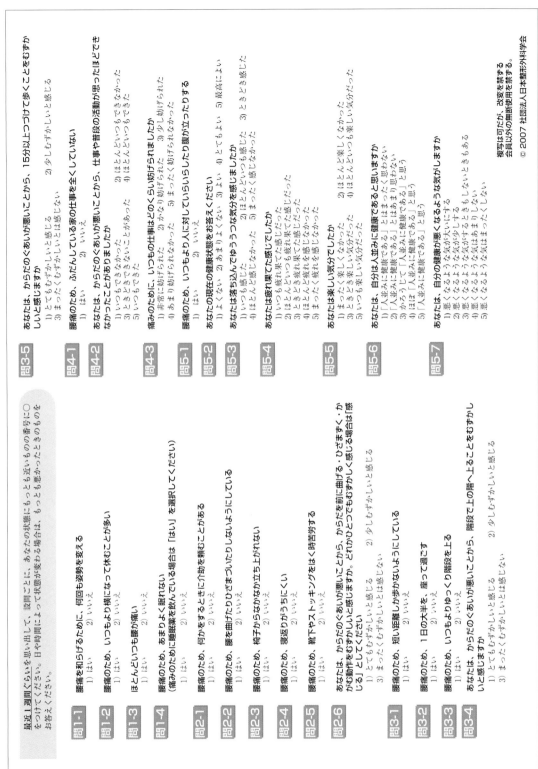

図 2. 腰痛評価質問票（JOABPEQ）

6) North American Spine Society（NASS）
Lumbar Spine Questionnaire

北米脊椎学会によって開発され，1996 年に Dal-troy らによって信頼性と妥当性が報告された．腰椎疾患を腰痛だけでなく神経症状，心の健康，労働の重さ，職に対する満足度，治療への期待度・

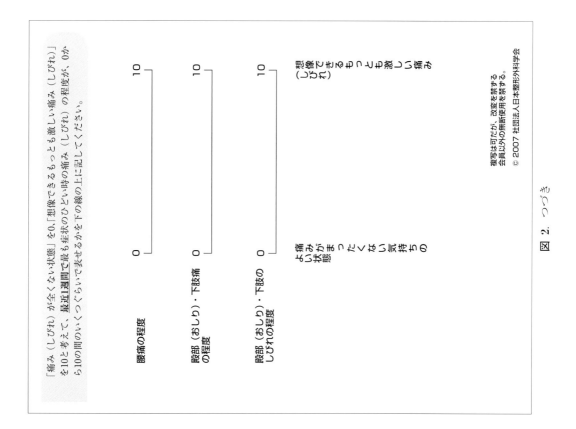

図 2．つづき

満足度から包括的に評価できることが特徴である．

7）日本整形外科学会（JOA）評価質問票

　頚椎疾患では，圧迫性頚部脊髄症の評価は日本整形外科学会頚部脊髄症治療成績判定基準（JOAスコア：表 2，17 点満点）で行われることが多く，腰椎疾患では腰痛疾患治療成績判定基準（JOA スコア：表 3，29 点満点）が広く用いられてきた．これらのスコアには医師による評価項目が具体的に記述されていることから，直接使用しなくとも実地臨床にて問診を含む患者の評価の際にその項目が参考になり，簡便であることもあって広く用いられていたが，疼痛やしびれ，健康状態に関する患者からの評価が含まれておらず，また各評価項目および割り当てられた点数の妥当性が検証されていないなどの問題点も指摘されていた[2]．このため近年では患者立脚型の指標として，患者が自記式で解答する頚部脊髄症評価質問票（JOAC-MEQ，図 1）および腰痛評価質問票（JOABPEQ，図 2）が用いられるようになっている．患者の自記により得られた回答は専用式を通じていくつかのドメイン，すなわち JOACMEQ では頚椎機能，上肢機能，下肢機能，膀胱機能，QOL であり，

JOABPEQ では疼痛関連障害，腰椎機能障害，歩行機能障害，社会生活障害，心理的障害が評価される．これらのドメインは 0〜100 ポイントの値を取り，値が大きいほど良好な状態であることを示し，治療効果については以下のいずれかを満たす場合に「効果あり」と判定する．

・獲得点数が 20 ポイント以上上昇している場合
・治療前のスコアの値が 90 ポイント未満であり，かつ治療後のスコアの値が 90 ポイント以上の値に達した場合

　互いに独立し合算して評価するものではなく，計算式は煩雑であることから日本整形外科学会ホームページより Excel ファイルがダウンロード可能となっている．

　一方で JOACMEQ/JOABPEQ は実施にあたりやや煩雑であり，記入をよりスムースにするため紙ベースのほかタブレット端末などによる入力手法も用意されている．

3．アンケート形式による評価の限界

　現状では脊椎患者の評価は医療者側の評価によるものか，患者立脚型かの違いはあれど，これまでみてきたようなアンケート形式が中心であっ

た．患者の実情を反映するために追究・作成された患者立脚型スコアによってもたらされた評価スコアは，患者自身が評価・判断した ADL や QOL を評価するうえで一定の参考にはなるが，それをどこまで正確に反映しているかについては明らかでなく，現状との乖離がある可能性も否定できない．実際に，これらのアウトカム評価は男性では活動量が過大評価される一方で，肥満患者では過小評価されるなど性別や体格による違い[3]，急性腰痛では活動量と痛みは相関するものの慢性腰痛では関連がないなど病期による違い[4]などが問題となることが報告されている．我々はこのような課題に対し患者の活動度を客観的に計測することでより正確に患者の ADL・QOL を把握すべく，患者の日常動作をモニタリングすることによる客観的データ蓄積および解析を実施した．これは患者が装用することで日常生活動作を客観的に収集蓄積できる腕時計型ウェアラブル端末装置を用いることで実現したものである．一例として主観的かつ実情評価が最も困難な項目の1つである睡眠障害の変化について調査した結果，腰痛患者では健常者に比較し有意に睡眠効率が悪く（p<0.05），腰痛の強度が増大するのに相関して睡眠効率はより悪くなるとの結果が得られた（p<0.05）．さらに JOABPEQ との相関解析から，腰痛患者の特性として，急性腰痛患者では心理面での改善に乏しい場合に睡眠障害が遷延するなど，腰痛が日常生活の ADL に有意に影響を与えることが示唆されている[5][6]．さらに腰椎術後患者34症例について同じようにデータ蓄積と解析を行った結果，術後の活動量は術後1か月で低下を認めるも3か月以降で回復，さらに術前筋量と活動量に相関を認めるなど，患者の活動度を前提とした知見が得られるなど，従来の静的な横断研究では得難かった新たな知見が報告されており[5][6]，今後の患者の機能評価をより現状を反映したものとして実現できる可能性がある．

知能および精神症状の評価

近年における高齢者を対象とした研究および最近の「国民生活基礎調査」によると健康寿命を短縮させる原因疾患として第1位に認知症，第2位に脳血管疾患，以下，高齢による衰弱，骨折・転倒，関節疾患が挙げられ健康寿命を短縮させる代表的な原因疾患である脳卒中・認知症予防とフレイルを評価するスクリーニング検査との間には密接な関連があることも報告されつつある．

1．知能評価

長谷川式簡易知能評価スケールが汎用され，知能障害の有無と障害の程度をおおよそ把握できる検査として使用されている．合計20点以下で認知症が疑われる．

2．精神症状の評価

1）MMPI（Minnesota Multiphasic Personality Inventory）

身体的経験，社会的・政治的態度，性的態度，家族関係，精神病理学的行動症状など広範囲にわたる内容を含む550項目からなる．MMPI の尺度には妥当性尺度，臨床尺度，追加尺度の3種類があり，臨床尺度のうち Hs（The hypochondriasis scale：些細な身体的，心的症状を意識し，過度の嫌煙と不安を持つ傾向の指標）と Hy（The hysteria scale：転換性ヒステリー人格傾向の尺度）が腰痛の長期化に関連するといわれる[7]．

2）自己評価式抑うつ性尺度（Self-rating Depression Scale；SDS）

10項目の肯定的・否定的項目に4段階で回答する．高得点ほど抑うつ状態の重症度が高い

3）整形外科領域における精神医学的問題評価（Brief Scale for Psychiatric Problems in Orthopaedic Patients；BS-POP）

整形外科医が簡便に精神医学的問題を評価する方法であり，治療者の評価点数と患者の満足度の間には有意な相関関係が認められると報告される[8]．

高齢者脊椎疾患患者の特徴

　高齢者といえど一般的な診察は青壮年期の脊椎患者と変わるところはほとんどなく，基本的には通常通りの診察および評価で良いが，加齢に伴う身体的変化と反応性の低下などから複数の病変が原因となって，診断や評価がやや困難となることがあることもまた事実である．高齢者を評価するうえで念頭に置いておくべき特徴を以下に述べる．

1．高齢者脊椎疾患における重症度

　青壮年期における椎間板ヘルニアのように，ほぼ正常解剖の中で限定的な病変が存在する状況と比較し，高齢者の場合は椎体における骨粗鬆症やそれに伴う変形，椎間板の変性，椎間関節の関節症性変化とそれをとりまく靱帯の肥厚・線維化など複数にわたる解剖学的変性を持つことが多く，いずれも無症候性の変化が症状を呈すると痛みの原因は多岐にわたることになる．また罹病期間が長く転倒などの外傷歴の既往もあることが多いうえに，これに伴う脊髄症状を発症しやすい傾向もあるため受診の段階で重症となっている可能性もある．その例としては一般的な変形性脊椎症やこれに伴う後弯症，腰部脊柱管狭窄症に加えてびまん性特発性骨増殖症（DISH）などがあり，主に男性の罹患が多く多椎体にわたる癒合のため脊椎の可撓性は低下し，前後屈時には時に非癒合椎間への負荷がかかることで骨折をきたすこともある．DISH症例で骨折をきたした場合，多椎間スクリュー固定など侵襲の高い手術を行わなければならない場合も多い．青壮年に多い強直性脊椎炎との違いは，炎症所見のないことや仙腸関節は保たれることなどが挙げられる．

2．高齢者における神経所見の注意点

　加齢に伴う神経機能の低下，疼痛閾値の変化などを念頭に置く．下肢伸展挙上試験（SLRテストまたはLasegue Test）などの神経伸展試験によるtension signは坐骨神経に緊張をかけることでその支配領域の疼痛放散を惹起するものであるが，高齢者では陽性率が低いことが知られているた

め，他の所見と総合しながら評価する必要がある．

3．外傷後の高齢者における注意点

　高齢者では骨粗鬆症，サルコペニアなどの罹患に伴う体幹・四肢不安定性が増すことから易転倒性がみられることがある．さらに70歳以上の高齢者における急性腰痛は，明らかな外傷のエピソードがなくとも単純X線では判定のできない圧迫骨折をきたしている可能性があり，さらに骨粗鬆症を罹患している場合は8割近い患者にその傾向があることが報告されているため[9]，転倒などの外傷機転がなくとも患者の痛みの状態には十分に注意する必要がある．

4．高齢者における骨粗鬆症・サルコペニアと運動器の関連

　高齢者における骨粗鬆症およびサルコペニアの罹患は，超高齢社会で注目されつつある．骨粗鬆症は骨脆弱性にまつわる骨折危険性などの様々な問題点が知られるほか，疼痛閾値の変化や疼痛の一因となる可能性が報告されている[10)11]．サルコペニアは進行性および全身性の骨格筋量・筋力低下を特徴とする症候群であり，廃用や転倒から寝たきりに至る危険性が高い状態といわれている．その原因として加齢や肥満など種々の要素が報告されているが，2,551名の70歳以上の高齢者に対して生体インピーダンス法を用いて体幹筋量を計測した横断研究では，BMIなどで補正した体幹筋量が23 kgを下回ると，脊椎アライメント異常や腰痛，QOLおよびADLスコアの低下が認められる傾向があることが報告された[12]．また，サルコペニアによってもたらされ得る活動量・運動量低下は，ひいては高齢者における認知機能低下をもたらし，健康寿命の十分な確保の障壁となり得る．

最後に

　高齢者における脊椎疾患を念頭に置き，その評価に必要となる基本的知識と手法を概説した．超高齢社会に伴い，運動器疾患に対峙する整形外科，リハビリテーション科をはじめ多分野の連携が今後重要となると考えられ，そのうえで認知機

能を含む正確な機能評価が重要となり，これにより
ロコモティブシンドロームも念頭に置いたうえ
でのより総合的な運動器診療の実施が可能となる．

文　献

1) 相澤俊峰：理学所見の評価．紺野愼一（編），整形
　外科日常診療のエッセンス・脊椎，pp. 40-47，メ
　ジカルビュー社，2019.
2) 日本整形外科学会：JOABPEQ，JOACMEQ マ
　ニュアル，2016.
3) Klesges RC, et al：The accuracy of self-reports
　of physical activity. *Med Sci Sports Exerc*, **22**：
　690-697, 1990.
4) Liszka-Hackzell JJ, Martin DP：An analysis of
　the relationship between activity and pain in
　chronic and acute low back pain. *Anesth Analg*,
　99：477-481, table of contents, 2004.
5) Inoue M, et al：Relationship between patient-
　based scoring systems and the activity level of
　patients measured by wearable activity trackers
　in lumbar spine disease. *Eur Spine J*, **28**：1804-
　1810, 2019.
6) Inoue M, et al：Comparison of the activity level
　of the upper limbs and trunk in patients with
　low back pain evaluated using a wearable accel-
　erometer：a validation study. *Spine Surg Relat*
　Res, **3**：354-360, 2019.
7) Akerlind I, et al：Psychological factors in the
　long-term prognosis of chronic low back pain
　patients. *J Clin Psychol*, **48**：596-605, 1992.
8) 佐藤勝彦，菊地臣一：慢性腰痛に対する BS-POP
　の有用性．脊椎脊髄ジャーナル，**17**：719-724，
　2004.
9) Terakado A, et al：A Clinical Prospective Obser-
　vational Cohort Study on the Prevalence and
　Primary Diagnostic Accuracy of Occult Verte-
　bral Fractures in Aged Women with Acute
　Lower Back Pain Using Magnetic Resonance
　Imaging. *Pain Res Manag*, **2017**：9265259, 2017.
10) Fujimoto K, et al：The effects of minodronate
　and activated vitamin D on bone mineral den-
　sity and muscle mass in postmenopausal women
　with osteoporosis. *Spine Surg Relat Res*, **2**：148-
　153, 2018.
11) Orita S, et al：The effects of risedronate and
　exercise on osteoporotic lumbar rat vertebrae
　and their sensory innervation. *Spine*（*Phila Pa*
　1976），**35**：1974-1982, 2010.
12) Hori Y, et al：ISSLS PRIZE IN CLINICAL SCI-
　ENCE 2019：clinical importance of trunk muscle
　mass for low back pain, spinal balance, and qual-
　ity of life-a multicenter cross-sectional study.
　Eur Spine J, **28**：914-921, 2019.

MB Med Reha **No.249**：**19-25**, 2020

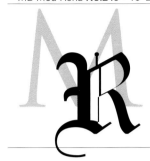

特集／高齢者脊椎疾患リハビリテーションアプローチ

脊椎疾患の保存療法
―運動療法，物理療法，装具療法の留意点―

松谷重恒[*1]　小澤浩司[*2]

Abstract　　我が国の社会の高齢化に伴い，高齢者の脊椎疾患が増加してきている．麻酔技術の進歩や手術の低侵襲化により高齢者でも手術が受けやすくなったが，保存療法によって症状の軽減が得られる症例は多い．本稿では脊椎疾患に用いられる保存療法の中で，運動療法，物理療法，装具療法について概説し，後半部分で高齢者に多い脊椎疾患への適応について述べた．高齢者では筋力の低下，バランス感覚や心肺機能の低下によりADL が低下する．リハビリテーションにおいては患側のみならず健側も同様に行わなければならない．また高齢になるに従い変性疾患による症状が顕著となりやすく，外傷に関しても若年者とは異なり，予備能の低下に伴い軽微な外力で重症化することがある．脊椎疾患に対しても早期に治療介入することで，ADL を低下させないよう留意することが望ましい．

Key words　脊椎疾患(spine disease)，保存療法(conservative therapy)，運動療法(therapeutic exercise)，物理療法(physical therapy)，装具療法(brace treatment)

はじめに

2007 年に我が国が超高齢社会に突入して久しい．今後も日本の高齢化は進むものと予想され，2018 年の総人口に占める 65 歳以上人口(高齢化率)は 28.1%となった．

高齢化に伴い脊椎変性疾患は増加し，また骨粗鬆症など高齢者に特有の脊椎疾患が日常診療で数多く見受けられるようになった．麻酔技術の進歩や手術の低侵襲化により高齢者でも手術が受けやすくなったが，保存療法によって症状の軽減が得られる症例は多い．手術にまで至らない比較的初期の場合，併存症など何らかの理由により手術が行えない場合，術後の症状遺残などに保存療法が適応となる．

本稿では脊椎疾患に用いられる保存療法の中で，運動療法，物理療法，装具療法について概説し，後半部分で高齢者に多い脊椎疾患への適応について述べる．

高齢者に用いられる保存療法

1．運動療法

身体の全体または一部を動かすことにより，症状の緩和や機能の回復を目指す．運動療法の目的は，関節可動域の拡大，筋力および筋持久力の強化，協調性の改善，呼吸循環器系の機能向上などである．

1）関節可動域(range of motion；ROM)訓練

関節の可動性を改善させることと拘縮の予防を目的として行う．可動域訓練に用いる運動は，自動運動，自動介助運動，他動運動，ストレッチングなどがある．ストレッチングはROM が拡大するように，関節周囲軟部組織を伸張させる．痛みが強い場合は，温熱療法(後述)で疼痛を軽減させ

[*1] Shigetsune MATSUYA, 〒983-8536 宮城県仙台市宮城野区福室 1-15-1　東北医科薬科大学整形外科，講師
[*2] Hiroshi OZAWA, 同，教授

てから訓練を行っても良い．臥床状態にある患者には，拘縮予防のため罹患部のみならず健常部の可動域を維持することが重要である．また関節手術後に使用されることの多い，持続的他動運動（continuous passive motion；CPM）を使用する方法がある．

2）筋力増強訓練

筋力増強訓練の目的は，より大きな抵抗に抗する筋力を獲得することにある．訓練は患者の筋力に応じて運動法が異なる．徒手筋力テスト（manual muscle testing；MMT）がZero（0）すなわち筋緊張が全くみられない患者には，療法士が患者の関節を他動的に動かす他動運動が行われる．MMTがTrace（1）もしくはPoor（2）の場合は，患者に自発的に筋収縮を行わせながら関節運動が起こるように介助する自動介助運動が用いられる．器具の補助を追加しても良い．MMTがFair（3）になると，重力に抗して関節運動を行う自動運動が可能となる．MMTがGood（4）あるいはNormal（5）では，より強い筋力の獲得を目指して抵抗運動が行われる．抵抗運動には等張性運動，等尺性運動，等運動性運動がある．

3）歩行訓練

歩行障害をきたす種々の疾患に対して行われる．起座位および立位訓練の後に，平行棒内歩行から始めて，歩行器歩行，両側松葉杖もしくはロフストランド杖歩行，T字杖歩行，可能であれば独歩を目指す．高齢者では上肢筋力の低下やバランス感覚の低下により松葉杖の使用が困難なことがある．

4）日常生活動作（activities of daily living；ADL）訓練

日常生活でできない項目を確認し，能力に応じた基本的訓練や，より実際的な訓練を行う．回復の程度により装具の使用や生活環境の整備，家屋の改築が必要となることがある．

5）持久力訓練

運動時のエネルギー代謝にかかわる心肺機能は加齢により変化する．単一の筋力を高める筋力増強訓練のみではADLの向上に寄与しないことがあり，持久力の向上はADLの改善や社会復帰を目指す点において重要である．運動障害の重症度に応じてトレッドミル，自転車エルゴメーター，歩行などの有酸素運動が勧められる．

6）バランス訓練

高齢者の平衡感覚は，回転加速度を感受する前庭器官の有毛細胞が減少し，平衡機能が低下する．動作をスムースに行うためや，転倒しそうになった際に体幹を立て直すときなどバランス能が必要となる．立位または静止した状態を維持する静的バランス訓練と，実際に歩行などの運動を行う動的バランス訓練がある．

2．物理療法

物理療法は熱，電気，光線，水，徒手などの物理的エネルギーを用いて治療を行うものである．運動療法の補助手段として使用されることが多い．その目的は痛みや筋緊張の緩和，浮腫や循環の改善，リラクゼーション，運動療法を効果的に行うための準備などである．

1）温熱療法

温熱を治療に利用するものの総称を指す．温熱療法の効果は，知覚神経の興奮性低下による痛みの緩和，筋緊張の軽減，局所血流の増加，炎症反応過程の吸収促進，発汗作用などである．

ホットパック，パラフィン浴，転換熱を利用したジアテルミー（超短波，極超短波，超音波）などがある．ジアテルミーは組織間で熱が発生し，深部にまで到達するため有用であるが，脊椎インストゥルメンテーション，人工関節，骨接合術時の金属副子や心臓ペースメーカー使用例などでは，金属が選択的に温熱される可能性があり禁忌となる．

2）電気療法

電気療法は症状の緩和のため生体に通電を行う治療法である．疼痛緩和や筋力の回復，筋緊張の軽減を目的とした治療的なものと，麻痺肢の運動能向上を目的とした機能的なものに大別できる．

鎮痛を目的とした電気刺激に，経皮的電気神経

刺激(transcutaneous electrical nerve stimulations；TENS)や干渉波がある．TENSの刺激電極には表面電極を用い，疼痛部や支配神経領域に装着する．広い範囲の疼痛閾値の上昇には低頻度矩形電流(0.2〜10 Hz)，刺激の部位よりも末梢部の鎮痛効果を期待するときには高頻度矩形電流(30〜100 Hz)を用いることが多い．

また腓骨神経麻痺などで筋力低下がある場合は，神経が回復するまでの間，筋萎縮の予防を目的に神経筋電気刺激が用いられることがある．長期間の臥床安静を要する外傷や術後の際に廃用による筋萎縮を治療するためには，下肢の複数の筋を同時に刺激するベルト電極式骨格筋電気刺激法(belt electrode-skeletal muscle electrical stimulation；B-SES)が有用である(図1).

電気療法の機能的な使用法に関しては，脊髄損傷などの廃用性筋萎縮に対して，機能的電気刺激(functional electrical stimulation；FES)がある．電極を筋に埋入して機能的な筋収縮を生じさせる．

3）光線療法

日光，赤外線，紫外線，レーザーなど光線を利用した物理療法．赤外線療法は，主に近赤外線による熱作用での鎮痛効果を目的として使用される．紫外線は，殺菌，創傷治癒を促進する作用により，褥瘡や皮膚潰瘍などに利用される．レーザー光線には赤外線から紫外線まで各波長のものがあり，低出力レーザー光線が痛みの治療に臨床応用されている．

4）機械力学的療法

牽引療法は重錘，機器，自体重など，時に滑車を併用して身体のある部位に牽引力を加える治療法である．脊椎疾患においては，変性性の頸椎・腰椎疾患に対して，介達牽引が用いられることが多い．頸椎外傷の際にHaloリングを使用した頭蓋直達牽引を用いることがあり，介達牽引と比較してより強い牽引力をかけることが可能で，アライメントが矯正しやすい．

マッサージは，皮膚の上から皮下組織や筋に機械的刺激を与えることで，局所血流の改善，筋硬

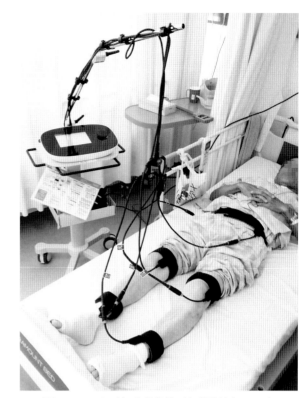

図 1．ベルト電極式骨格筋電気刺激法(B-SES)

直の軽減，筋疲労の回復促進，外傷後の瘢痕癒着剥離などを促す手法である．

3．装具療法

装具療法の目的は，安静，固定，支持，制動，矯正，動作の補助である．装具には身体の欠損や損なわれた身体機能を補完もしくは代替し，長期間の使用が見込まれる補装具と，疾病や外傷の治療過程で短期間の使用が行われる治療用装具がある．脊椎疾患に対しては，主に体幹装具(脊椎装具)が用いられる．

1）頸椎装具

頸部を固定するための体幹装具で，カラーと装具に分けられる．カラーは下顎と鎖骨上部の間を固定するもので，装具は支柱が前胸部以下まで到達するものである．固定範囲により頸椎カラー，フィラデルフィアカラー，SOMIブレース，Haloベストなどがある．必要とされる頸椎高位の固定範囲により装具を選択する(図2)[1].

2）胸腰椎装具

胸腰椎装具は，筋骨格変形の矯正，脊椎可動域の制限，脊椎の安定化，機械的負荷の軽減効果が

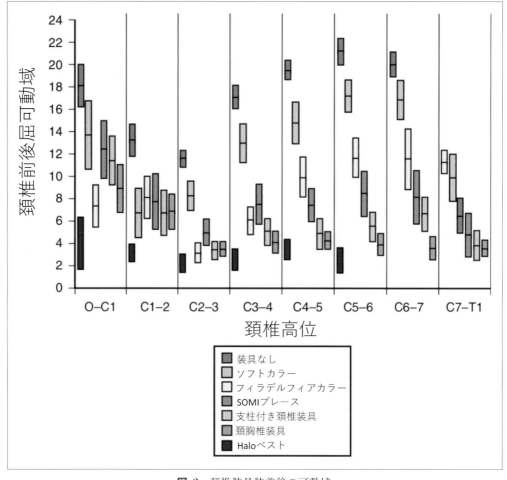

図 2. 頚椎装具装着後の可動域

（文献 1 より）

ある．固定力や使用目的により，腰部固定帯，軟性装具（ダーメンコルセット），硬性装具，側弯症矯正装具などがある（**表 1**)[2]．仙腸装具は仙腸関節痛や経産婦に用いられる．

高齢者に多い脊椎疾患の保存療法

高齢になるに従い筋・骨格系の加齢性変化や慢性疾患に伴う運動能の低下のため，変性疾患による症状が顕著となりやすい．高齢者に多い脊椎疾患の保存療法について，ガイドラインとも対比しながら記載する．

1．腰痛症

腰痛症とは腰痛を呈する疾患を包括して表す総称である．特に red flags と呼ばれる，がんの腰椎転移などの腫瘍，化膿性脊椎炎や脊椎カリエスなどの感染症，圧迫骨折などの外傷を含む三疾患は見逃さないよう注意を要する．

腰痛診療ガイドラインでは慢性腰痛に対して運動療法が有用で，運動療法が腰椎可動域や機能障害の改善に効果があり，疼痛，運動機能，健康状態，筋力および持久力が改善したと記載している[3]．一方，急性腰痛および亜急性腰痛に対してのエビデンスは不明であり[4]，有効な運動療法の種類に関して一定の見解は得られていない．

腰椎コルセットは疼痛改善には効果は低いが，ADL の機能改善には有効である可能性が高い．慢性腰痛治療に対しては，無治療と比較して有益な効果は認められていない．牽引療法について Cochrane review では，仕事への復帰や機能的，全体的に効果はわずかもしくは限定的であったとしている[5]．

表 1. 体幹装具の用語体系

日本義肢装具学会用語委員会編	JIS 用語	厚生労働省告示	ISO
仙腸装具 　仙腸ベルト	仙腸装具 　仙腸ベルト	仙腸装具 　金属枠 　硬性 　軟性 　骨盤帯	SIO
腰仙椎装具 　ナイト型 　ウィリアムス型 　チェアバック型 　軟性腰仙椎装具	腰仙椎装具 　腰仙椎装具(ナイト型) 　腰仙椎装具(ウィリアムス型) 　腰仙椎装具(チェアバック型) 　腰仙椎装具(軟性)	腰椎装具 　金属枠 　硬性 　軟性	LSO
胸腰仙椎装具 　モールド式胸腰仙椎装具 　ジュエット型 　テーラー型 　ナイトテーラー型 　スタインドラー型 　軟性胸腰仙椎装具	胸腰仙椎装具 　胸腰仙椎装具(モールド式) 　胸腰仙椎装具(ジュエット型) 　胸腰仙椎装具(テーラー型) 　胸腰仙椎装具(ナイトテーラー型) 　胸腰仙椎装具(スタインドラー型) 　胸腰仙椎装具(軟性)	胸椎装具 　金属枠 　硬性 　軟性	TLSO
頚椎装具 　頚椎カラー 　フィラデルフィアカラー 　モールド式頚椎装具	頚椎装具 　頚椎カラー 　頚椎装具(支柱付き) 　頚椎装具(モールド式)	頚椎装具 　金属枠 　硬性 　カラー	CO
頚胸椎装具 　SOMI ブレース 　Halo 装具 　Halo ベスト	頚胸椎装具 　頚胸椎装具(Halo 式)	－	CTO
側弯症装具 　ミルウォーキー型 　アンダーアーム型 　　OMC 型 　　ボストン型 　　SOS 型 　　AC ブレース	側弯症装具 　側弯症装具(ミルウォーキー型) 　側弯症装具(アンダーアーム型)	側弯矯正装具 　ミルウォーキーブレース 　頭部に及ばないもの	CTLSO TLSO

(文献 2 より)

2. 腰部脊柱管狭窄症

腰部脊柱管狭窄症は，腰椎部での退行性変化で，黄色靱帯の肥厚や椎間板の膨隆，骨棘形成により相対的に脊柱管が狭小化することで馬尾神経が圧迫され，腰下肢痛や歩行障害を呈するものである．

腰部脊柱管狭窄症診療ガイドラインでは，理学療法または運動療法が，単独では腰部脊柱管狭窄症に有効であるとの十分なエビデンスは得られていない．しかしながら症状の一部である腰殿部痛や下肢痛については，理学療法と運動療法の組み合わせが有効であるとしている[6)7)]．しびれを主症状とする腰部脊柱管狭窄症や神経性跛行に関して

の効果は，十分な報告がなく不明である．また腰仙椎コルセットを用いることで，歩行距離の延長と疼痛の軽減を得ることが期待される．

3. 骨粗鬆症性椎体骨折

青壮年者の脊椎の損傷は強い外力により生じ，椎体だけでなく椎間板，椎間関節，靱帯が同時に損傷することが多い．しかし骨粗鬆症のある高齢者では，弱い外力で椎体のみが骨折するため椎体骨折という病名が用いられる．また受傷機序から圧迫骨折という病名も使用されている．

高齢者の骨粗鬆症性椎体骨折は無症候性のことがある．麻痺をきたした破裂骨折や脊柱支持性の破綻した症例，症状のある偽関節や高度な脊柱変

表 2. 頚・脊髄損傷の残存高位と可能な日常生活動作

残存高位	主な筋肉	運動機能	日常生活動作	自助具・装具など
C2~C3 髄節残存	胸鎖乳突筋	頭部の前屈回転	全介助	人工呼吸器 電動車椅子 (下顎の操作)
C4 髄節残存	横隔膜 僧帽筋	頭頚部の運動 肩甲骨の挙上	全介助	電動車椅子 環境制御装置 リフター マウススティック
C5 髄節残存	三角筋 上腕二頭筋	肩関節運動 肘関節屈伸・回外	BFO 装具と自助具による食事操作 美容の一部(歯を磨く,髪をとく) その他は介助	平地は車椅子 その他は電動車椅子 電動タイプライター
C6 髄節残存	大胸筋 橈側手根伸筋	肩関節内転 手関節背屈	移乗動作(前後)可 車椅子駆動 ベッドでの寝返り 上半身の更衣	テノデーシススプリント
C7 髄節残存	上腕三頭筋 橈側手根屈筋	肘関節伸展 手関節掌屈	床上・移動動作自立 更衣動作自立 自動車運転可	
C8~T1 髄節残存	手内勤群	指の屈曲	車椅子上 ADL 自立	
T6 髄節残存	丈夫肋間筋 上部背筋	体幹の前後屈	実用的車椅子移動	骨盤帯付き長下肢装具と 松葉杖で歩行が可能
T12 髄節残存	腹筋	骨盤の引き上げ	実用的車椅子移動	長下肢装具と松葉杖で 歩行が可能
L4 髄節残存	大腿四頭筋	膝関節伸展	歩行可能	短下肢装具 杖

(文献 12 より)

形には手術療法が検討される.高齢者では手術侵襲,併存症の観点から保存療法が基本となる[8].

現時点でエビデンスに基づく標準化された保存療法はない.安定型骨折では必ずしも入院は必要でなく外来治療が可能だが,痛みが著しい場合には短期の入院を行う.

外固定法に関しては,硬性コルセット,軟性コルセット,腰椎ベルトとも骨癒合,偽関節発生率,臨床成績ともに有意差はないが,最終的な椎体変形に関しては,体幹ギプスや硬性コルセットが遺残変形を軽減する可能性がある[9].

4. 頚椎症性脊髄症

頚椎症性脊髄症は,椎間板ヘルニア,椎体後方の骨棘や靱帯骨化,動的不安定性,発育性狭窄,黄色靱帯の石灰化などにより,頚椎部での脊髄が圧迫されて脊髄症状を呈する.脊髄の機械的圧迫である以上,重症および進行性の脊髄症に対しては手術療法が第一選択となる.軽症例において短期的には,保存療法が症状軽減に有効な可能性がある[10].

5. 脊髄損傷

高齢者の脊髄損傷は,若年者が高エネルギー外傷で発症することが多いのに対し,高齢者では転倒など軽微な外傷で受傷することが多い.対麻痺よりも四肢麻痺が多く,完全麻痺よりは不全麻痺が多い.また高齢者では若年者と比べて,脱臼骨折よりも元来の脊柱管狭窄に伴う非骨傷性頚髄損傷が多くなる.

脊髄損傷の治療に関しては,脊柱支持性の破綻した脱臼骨折では速やかな整復固定が必要とされる.非骨傷性頚髄損傷に関しては,脊髄圧迫病変があれば除圧が望ましいと考える意見と,受傷時に損傷の程度が決定されており除圧は不要とする意見がある[11].損傷される脊髄高位により残存する運動機能が異なり(**表 2**)[12],リハビリテーションによる機能の再獲得が望まれる.

6．成人脊柱変形（変性脊柱後側弯症）

高齢者では椎体や椎間板，椎間関節や靱帯の変性および筋力低下に加えて，骨粗鬆症による椎体骨折後の変形が加わり脊柱変形をきたす[13]．したがって脊柱後側弯に対するリハビリテーションでは，背筋力の増強，脊柱可動域の獲得，そして腰椎前弯の維持を目的とした筋力増強訓練などの運動療法が有用と考えられる[14]．Bansal らによるシステマティックレビューでは，背筋力の増強運動が脊柱後弯の改善に有効であることが示唆されているが，質の高い研究はまだ少ない[15]．

まとめ

高齢者の脊椎疾患に対する保存療法について，運動療法，物理療法，装具療法を中心に記載した．保存療法で症状の寛解が得られる症例は多いが，若年者とは異なる症状の出現やリハビリテーションの経過を辿ることが多く，対象とする疾患のみならず全身にも注意を払い，保存療法を進める必要がある．

文　献

1) Johnson RM, et al：Cervical orthoses. A study comparing their effectiveness in restricting cervical motion in normal subjects. *J Bone Joint Surg Am*, **59**(3)：332-339, 1977.

2) 日本整形外科学会／日本リハビリテーション医学会(監)：義肢装具のチェックポイント，医学書院，2014．

3) 日本整形外科学会／日本腰痛学会(監)：腰痛診療ガイドライン 2019, 南江堂，2019．
　Summary 2019 年に改定された腰痛ガイドライン．保存療法についても記載されている．

4) Qaseem A, et al：Noninvasive Treatments for Acute, Subacute, and Chronic Low Back Pain： A Clinical Practice Guideline From the American College of Physicians. *Ann Intern Med*, **166**(7)：514-530, 2017.

5) Wegner I, et al：Traction for low-back pain with or without sciatica. *Cochrane Database Syst Rev*, **19**(8)：2013.［Published online］

6) 日本整形外科学会／日本脊椎脊髄病学会(監)：腰部脊柱管狭窄診療ガイドライン 2011, 南江堂，2011．

7) Amundsen T, et al：Lumbar spinal stenosis： conservative or surgical management?：A prospective 10-year study. *Spine(Phila Pa 1976)*, **25**(11)：1424-1435, 2000.

8) Parreira PCS, et al：An overview of clinical guidelines for the management of vertebral compression fracture：a systematic review. *Spine J*, **17**(12)：1932-1938, 2017.

9) 椎体骨折評価委員会(編)：椎体骨折診療ガイド，ライフサイエンス出版，2014．

10) 日本整形外科学会診療ガイドライン委員会／頚椎症性脊髄症診療ガイドライン策定委員会(編)：頚椎症性脊髄症診療ガイドライン 2015, 南江堂，2015．

11) Fehlings MG, et al：A Clinical Practice Guideline for the Management of Acute Spinal Cord Injury： Introduction, Rationale, and Scope. *Global Spine J*, **7**(3 Suppl)：84s-94s, 2017.

12) 米本恭三(監)：最新リハビリテーション医学，医歯薬出版，2005．

13) Kado DM：The rehabilitation of hyperkyphotic posture in the elderly. *Eur J Phys Rehabil Med*, **45**(4)：583-593, 2009.
　Summary 成人脊柱変形の成因と治療法，特にリハビリテーションについてまとめている．

14) 本郷道生ほか：高齢者脊柱変形に対する保存療法 胸腰椎部・骨盤　運動療法．脊椎脊髄，**30**(4)：339-344, 2017.

15) Bansal S, et al：Exercise for improving age-related hyperkyphotic posture：a systematic review. *Arch Phys Med Rehabil*, **95**(1)：129-140, 2014.

運動器臨床解剖学

－チーム秋田の「メゾ解剖学」基本講座－

編集 東京医科歯科大学
秋田恵一　二村昭元

2020 年 5 月発行　B5 判　186 頁
定価 (本体価格 5,400 円＋税)

新刊

マクロよりも詳しく、ミクロよりもわかりやすく！
「関節鏡視下手術時代に必要なメゾ (中間の) 解剖学」

肩、肘、手、股、膝、足を中心に、今までの解剖学の「通説」を覆す新しい知見をまとめた本書。
解剖学を学ぶ方のみならず、運動器を扱うすべての方必読です!!

目次

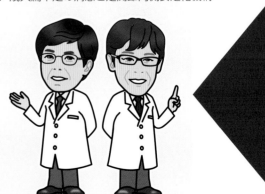

 全日本病院出版会
www.zenniti.com

〒113-0033 東京都文京区本郷 3-16-4　Tel:03-5689-5989
Fax:03-5689-8030

MB Med Reha **No.249**：27-30, 2020

特集／高齢者脊椎疾患リハビリテーションアプローチ

高齢脊椎疾患患者の薬物療法
―疼痛管理の留意点―

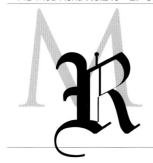

小林 洋[*1] 紺野愼一[*2]

Abstract 高齢者の脊椎疾患は，腰痛や下肢痛に伴う ADL 障害を引き起こす．近年では多彩な薬剤が使用可能となっている．近年開発された Spine painDETECT や Short Form Spine painDETECT などのツールは疼痛の分類，薬物選択に役立つ．腰痛診療ガイドライン 2019 では，薬剤ごとの推奨度が報告された．薬物療法の導入時は各症例の併存症や副作用を検討し，必要十分な処方を行う．患者へ十分に説明し，理解を得ることがコンプライアンスの維持に必要である．漫然と処方を継続するのではなく，疼痛とそれに伴う QOL の低下を VAS や NRS，JOABPEQ などを用いて，経時的に評価する必要がある．

Key words 脊椎疾患(spinal disease)，腰痛(low back pain)，薬物療法(drug therapy)，painDETECT，副作用(side effects)，ポリファーマシー(polypharmacy)

はじめに

高齢者の脊椎疾患は，腰痛や下肢痛に伴う ADL 障害を引き起こす．臨床的には腰痛，腰部脊柱管狭窄(症)，および骨粗鬆症性椎体骨折が代表的である．薬物療法は，導入が比較的容易であることや，種類が豊富で患者の状態により使い分けることが可能であるという利点を有し，治療の中心を担っているといえる．その反面，副作用や不要な処方による医療費の増加など，問題点も多い．本稿では，高齢脊椎疾患患者の薬物療法に関して，疼痛管理の点に着目して述べる．

痛みの分類による治療方針

薬物療法の効果を期待するには，痛みの種類に応じた処方が不可欠である．脊椎疾患の痛みは，他の疾患同様いわゆる侵害性受容性疼痛と，神経障害性疼痛，非器質的疼痛に分類される．これらを合併していることも少なくない．

脊椎脊髄疾患に伴う慢性疼痛疾患を対象とした調査では，神経障害性疼痛の有病率は 53.3％と高率であることが報告されている[1]．神経障害性疼痛の患者は，それ以外の慢性疼痛疾患よりも痛みの重症度が高く，QOL 障害が著しいことから，適切な診断と，早期の治療介入が必要とされている[2,3]．しかし，疼痛の分類はこれまで臨床の場で決して容易ではなかった．近年，脊椎疾患による神経障害性疼痛を効率良く判別するスクリーニングツールとして "Spine painDETECT(SPDQ)" と "Short Form Spine painDETECT(SF-SPDQ)" が開発された[4]．SPDQ，SF-SPDQ ともに，特異度はやや低いが(75.6％，66.7％)，感度は良好(78.8％，82.4％)である．これらのツールを用いることで，より病態に即した薬物を選択することが可能になってきた．

初診時の留意点

初診時に重要なことは，red flag の除外である．

[*1] Hiroshi KOBAYASHI，〒 960-1295 福島県福島市光が丘 1 番地 福島県立医科大学整形外科学講座，助教
[*2] Shinichi KONNO，同，教授

表 1．慢性腰痛，坐骨神経痛に対する推奨度

慢性腰痛に対する推奨薬（急性腰痛は除く）	推奨度
セロトニン・ノルアドレナリン再取り込み阻害薬	2
弱オピオイド	2
ワクシニアウイルス接種家兎炎症皮膚抽出液	2
非ステロイド性抗炎症薬	2
アセトアミノフェン	2
強オピオイド＊	3
三環系抗うつ薬	なし
坐骨神経痛に対する推奨薬	
非ステロイド性抗炎症薬	1
Ca チャネル α2δ リガンド	2
セロトニン・ノルアドレナリン再取り込み阻害薬	2

＊過量使用や依存性の問題があり，その使用には厳重な注意を要する．
【推奨度】
1：行うことを強く推奨する
2：行うことを弱く推奨する（提案する）
3：行わないことを弱く推奨する（提案する）
4：行わないことを強く推奨する

（文献 9 を一部改変）

安静時痛がある場合には，腫瘍，感染，および骨折などの重篤な脊椎疾患を考慮しなければならない．発熱を伴っている場合は化膿性脊椎炎を考慮する．脊椎疾患の診断を初診時に正確に行うことはしばしば困難であるが，薬物療法を開始する前に，必ずこれらを除外することを習慣づける必要がある．

新しい薬物を処方する際には患者に，どの症状に対して，どういう理由で薬を処方するかについて説明することが重要である．家族が同伴していると，説明内容を自宅でも再確認できるため理解が高まる．患者医師間のラポール形成と，患者による理解が得られて初めて治療の継続，効果が期待できる．このことが不十分だと，身近な人からの噂やテレビ，週刊誌の影響で不安になり内服を自己中断してしまうことがある．実際には他の診療科から多数の内服薬が処方されていることも多いので，お薬手帳を見せてもらい，服薬状況を確認し，相互作用の問題にも注意したうえで処方する．

経過観察時の留意点

高齢者の場合，腎機能障害などの併存症を有する場合があり，漫然と薬物療法を続けることは避ける．効果がない場合は中止および他の薬物への変更を検討する．また，各種ブロック療法など他の治療を併用することで薬物を減量できることも多く，積極的に考慮する．

通院が長くなっても，症状に大きな変化がない場合，処方を漫然と継続していることがある．しかし，痛みが少しずつ増悪しており，気づくと初診時より ADL が低下しているということもある．経時的な変化には常に注意が必要である．

痛みを評価するうえでは，痛みによって何ができないのか，具体的な日常生活事項（トイレに行けるか，屋外での散歩ができるか，趣味が継続できるか）について確認することで，その患者の日常生活をイメージすることができる．また，このような会話の中で患者との関係性を築いていくことも治療の継続に重要である．

実際の記載に際しては，Visual Analog Scale（VAS）や，Numerical Rating Scale（NRS）などを用いて，痛みを定量化しておくと，変化に気づきやすい．Japanese Orthopaedic Association Back Pain Evaluation Questionnaire（JOABPEQ）[5]～[8] は，自記式であるためバイアスが入りにくく，外来での待ち時間を用いて記入・評価することが可能である．腰部疾患由来の ADL を多面的，定量的に評価できるため有用である．

腰痛診療ガイドライン2019から

2019年に上梓された腰痛診療ガイドライン[9]では，質の高い研究に基づいたエビデンスに基づき，薬物療法の推奨度を示している(**表1**)．本稿では慢性腰痛における代表的薬剤について述べる．

非ステロイド性抗炎症薬(NSAIDs)は，推奨度2[行うことを弱く推奨する(提案する)]，エビデンスの強さはB[効果の推定値に中程度の確信がある]である．消化性潰瘍や腎障害などの副作用があり，近年では心血管系合併症の報告もあるため注意が必要である．また，胃潰瘍または十二指腸潰瘍の既往がある場合は，再発抑制のためプロトンポンプインヒビターが推奨されており，保険適用となっている．

弱オピオイドであるトラマドール(トラマール®)や，トラマドール／アセトアミノフェン合剤(トラムセット®)は，推奨度2[行うことを弱く推奨する(提案する)]，エビデンスの強さがA[効果の推定値に強く確信がある]である．嘔気の副作用があり，適宜制吐剤を追加する．一般に投与開始3〜7日後には悪心，嘔吐に対する耐性が形成されるため，その後は制吐薬を中止可能である．

セロトニン・ノルアドレナリン再取り込み阻害薬(サインバルタ®)は，慢性腰痛と変形性関節症にも保険適用となっている．推奨度は2[行うことを弱く推奨する(提案する)]，エビデンスの強さはA[効果の推定値に強く確信がある]である．投与は1日20mgから開始し，1週間以上の間隔を空けて1日用量として20mgずつ増量する．維持量は60mgである．急激な血中濃度の変化は，セロトニン症候群を生じることがある．本症では神経筋症状の腱反射亢進とミオクローヌス，自律神経症状の発熱，頻脈，発汗，振戦，精神症状としてのイライラ，不安などの症状が発現する．終了する場合にも漸減が必要である．

中等度〜高度の慢性腰痛の場合は，弱・強オピオイドの貼付剤が使用可能である．現在本邦で使用可能な貼付剤は，ブプレノルフィン(ノルスパンテープ®)，フェンタニル貼付剤(デュロテップパッチ®，フェントステープ®，ワンデュロパッチ®)である．いずれもe-learningの受講が必要である．フェンタニル貼付剤は強オピオイドであり，オピオイド鎮痛剤から切り替えて使用しなければならない．強オピオイドの推奨度は3[行わないことを弱く推奨する(提案する)]，エビデンスの強さはD[効果の推定値がほとんど確信できない]である．また，患者に注意事項を説明したうえで，確認書を作成する必要がある．呼吸抑制，悪心，嘔吐，眠気，頭痛の副作用に留意したうえで適切な量を用いる．

また，神経障害性疼痛と判断した場合には，神経障害性疼痛治療薬であるCaチャネルα2δリガンド(リリカ®，タリージェ®)の使用が考慮される．めまい・ふらつき，眠気，浮腫などの副作用に注意する．

ポリファーマシー

多剤併用によって身体の変調をきたし，さらに受診をすることで薬剤投与が増え，さらに薬物有害事象の頻度も増えていくことを総称してポリファーマシーという[10]．高齢者は，単剤のみで治療が行われる場合はほとんどなく，多剤併用が一般的であることからポリファーマシーが発生しやすい．高齢者は，5剤以上で転倒リスクが高まり[11]，6剤以上で薬物有害事象の発生が高まるという報告がある[12]．神経障害性疼痛薬物療法ガイドライン[13]を用いてスクリーニングすることが有用である．ポリファーマシー解決に向けた多職種連携や，お薬手帳などの情報共有ツールの利用促進がますます重要になると考えられる．

おわりに

高齢者の脊椎疾患による疼痛をみる機会は非常に多い．薬物選択においては，腰痛ガイドラインにおける治療薬の推奨度や，Spine painDETECTなどのツールが有用である．治療の継続にあたっては，VASなどのツールを用いて治療効果を適

切に評価する．また，ポリファーマシーを防ぐた
め，多職種連携やお薬手帳などのツールを有効に
利用することが重要である．これらの点に留意し
て適切な薬物療法を行うことにより，健康寿命の
延伸が期待される．

文　献

1) Yamashita T, et al：Prevalence of neuropathic pain in cases with chronic pain related to spinal disorders. *J Orhop Sci*, **19**：15-21, 2014.

2) Bouhassira D, et al：Prevalence of chronic pain with neuropathic characteristics in the general population. *Pain*, **136**：380-387, 2008.

3) O'Connor AB：Neuropathic pain：quality-of-life impact, costs and cost effectiveness of therapy. *Pharmacoeconomics*, **27**：95-112, 2009.

4) Nikaido T et al：The Spine painDETECT questionnaire：Development and validation of a screening tool for neuropathic pain caused by spinal disorders. *PLoS One*, **13**：e0193987, 2018.
   Summary　Spine painDETECT（SPDQ）と Short Form Spine painDETECT（SF-SPDQ）は，脊椎疾患による神経障害性疼痛を効率良く判別することが可能である．SPDQ と SF-SPDQ によって，脊椎疾患による神経障害性疼痛が早期に診断され，病態に則した治療介入の実践が期待される．

5) Clinical Outcomes Committee of the Japanese Orthopaedic Association, Subcommittee on Evaluation of Back Pain and Cervical Myelopathy, Subcommittee on Low Back Pain and Cervical Myelopathy Evaluation of the Clinical Outcome Committee of the Japanese Orthopaedic Association, Fukui M, et al：JOA back pain evaluation questionnaire：initial report. *J Orthop Sci*, **12**（5）：443-450, 2007.

6) Fukui M, et al：Japanese Orthopaedic Association back pain evaluation questionnaire. Part 2. Verification of its reliability：the subcommittee on low back pain and cervical myelopathy eval-uation of the clinical outcome committee of the Japanese Orthopaedic Association. *J Orthop Sci*, **12**（6）：526-532, 2007.

7) Fukui M, et al：Japanese Orthopaedic Association back pain evaluation questionnaire. Part 3. Validity study and establishment of the measurement scale：subcommittee on low back pain and cervical myelopathy evaluation of the clinical outcome committee of the Japanese Orthopaedic Association, Japan. *J Orthop Sci*, **13**（3）：173-179, 2008.

8) Fukui M, et al：JOA Back pain evaluation questionnaire（JOABPEQ）/JOA cervical myelopathy evaluation questionnaire（JOACMEQ）. The report on the development of revised versions. April 16, 2007. The Subcommittee of the Clinical Outcome Committee of the Japanese Orthopaedic Association on Low Back Pain and Cervical Myelopathy Evaluation. *J Orthop Sci*, **14**（3）：348-365, 2009.
   Summary　JOABPEQ は，①腰痛性疾患に特異的，②患者立脚型，③腰痛による機能障害，能力低下，社会的ハンディキャップおよび心理的問題などを多面的に評価可能，④信頼性と妥当性が証明されている，という特長を持った質問票である．

9) 日本整形外科学会診療ガイドライン委員会，腰痛診療ガイドライン策定委員会（編）：腰痛診療ガイドライン 2019，改訂第 2 版，南江堂，2019.

10) 大井一弥：高齢者における医薬品適正使用とポリファーマシー．薬誌，**139**（4）：571-574，2019.

11) Kojima T, et al：Polypharmacy as a risk for fall occurrence in geriatric outpatients. *Geriatr Gerontol Int*, **12**：425-430, 2012.

12) Kojima T, et al：High risk of adverse drug reactions in elderly patients taking six or more drugs：analysis of inpatient database. *Geriatr Gerontol Int*, **12**：761-762, 2012.

13) 日本ペインクリニック学会神経障害性疾患薬物療法ガイドライン改訂版作成ワーキンググループ（編）：神経障害性疼痛薬物療法ガイドライン，改訂第 2 版，真興交易医書出版部，2016.

MB Med Reha **No.249**：31-34, 2020

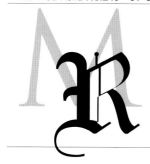

特集／高齢者脊椎疾患リハビリテーションアプローチ

高齢脊椎疾患患者に対する栄養管理の留意点

鈴木智人*

Abstract　高齢者脊椎疾患の周術期管理では，合併症発生危険因子である低栄養に留意する必要がある．低栄養の診断には，世界規模での低栄養診断基準である GLIM criteria を用いる．栄養評価法としては，採血結果，採血結果と身体所見との組み合わせ，各種スクリーニングツールを用いる．採血結果では，周術期栄養状態の動的指標である Rapid Turnover Protein が有用である．スクリーニングツールでは，MNA あるいは MNA-SF が簡便で用いやすい．周術期に低栄養状態と判断した場合には，状態に応じた適切な栄養介入が必要である．NST は多職種から構成されており，栄養管理の専門的な見地から対策を提言し，低栄養状態からの早期脱却に大きな役割を果たしている．

Key words　高齢者(elderly)，脊椎疾患(spinal disease)，栄養評価(nutritional assessment)

はじめに

　超高齢社会の進行により，2019 年時点で我が国の高齢者の割合は 65 歳以上が 28.4%，75 歳以上が 14.7% と過去最高となっている．こうした現状の中，手術手技や周術期管理の向上により，高齢者に対して脊椎手術を行う機会は増えている[1]．一方，高齢であることは脊椎手術における周術期合併症発生の危険因子であり[2]，合併症発生によって術後のリハビリテーション診療に支障をきたす．

　周術期管理の項目の 1 つとして，栄養管理が挙げられる．低栄養は脊椎手術における周術期合併症発生の危険因子である[3]．高齢者の低栄養の頻度は高く，5～30% とされている[4]．よって，特に高齢者に対して脊椎手術を行う際には栄養状態を適切に把握することは極めて重要である．

　本稿では，高齢者脊椎疾患の栄養管理を適切に行うための低栄養の診断と評価法，対策について概説する．

低栄養の診断基準

　欧州臨床栄養代謝学会(ESPEN)，米国静脈経腸栄養学会(ASPEN)，そして日本静脈経腸栄養学会(JSPEN)を含む世界各地の関連学会がワーキンググループ(The Global Leadership Initiative on Malnutrition；GLIM)を立ち上げ，2018 年に世界規模での低栄養の診断基準である GLIM criteria を提唱した[5]．GLIM criteria による低栄養の診断では，低栄養リスクのスクリーニングツールとアセスメントの 2 段階で評価を行う(**図1**)．GLIM criteria では，妥当性のあるスクリーニングツールとして，従来から使用されており，かつ妥当性が検証されている Nutritional Risk Screening(NRS-2002)，Mini Nutritional Assessment-Short Form(MNA-SF)，Malnutrition Universal Screening Tool(MUST)，Subjective Global Assessment(SGA)などが挙げられている．

* Tomoto SUZUKI，〒 990-9585 山形県山形市飯田西 2-2-2　山形大学医学部整形外科学講座　助教

低栄養のリスク評価
　・妥当性のあるスクリーニングツールの使用

アセスメント
　・現症
　　・意図しない体重減少
　　　　過去6か月以内に＞5%　あるいは　過去6か月以上で＞10%
　　・低BMI
　　　　＜18.5(70歳未満)　＜20(70歳以上)(アジアでの指標)
　　・筋肉量減少
　　　　妥当性のある体組成計による測定
　・病因
　　・摂食量もしくは消化吸収の低下
　　　　50%以下の食事摂取量が1週間以上継続
　　　　食事摂取量の低下が2週間以上継続
　　　　慢性的な消化管症状による消化吸収障害
　　・疾患による負荷あるいは炎症状態の程度
　　　　急性疾患あるいは外傷による炎症もしくは慢性疾患による炎症

低栄養の診断
　・少なくとも1つ以上の現症と1つ以上の病因に該当

図 1．GLIM criteria

栄養評価

　栄養状態の評価法として，採血結果，採血結果と身体所見との組み合わせ，問診表を用いたものが挙げられる．

1．採血結果による栄養状態評価

1）血清アルブミン

　アルブミンは血中での半減期が2〜3週間程度と長いため，栄養状態の静的指標として用いられており，術前の慢性的な栄養状態の低下を評価するのに有用である．低栄養状態の指標として，血清アルブミン値が3.5 g/dl以下の低アルブミン血症が広く用いられている．2.5 g/dl以下になると浮腫が出現するとされており，より積極的な介入を必要とする．術前低アルブミン血症は，脊椎固定術において前方法・後方法にかかわらず周術期合併症の危険因子である[6)7)]．術後に経口摂取が順調であっても，半減期の長いアルブミン値はすぐには上昇しないため，術後短期の栄養状態の評価法としては限界がある．

2）Rapid Turnover Protein(RTP)

　RTPは栄養状態の動的指標であり，その半減期は，トランスサイレチン(transthyretin；TTR)で

約1.9日，レチノール結合蛋白(retinol binding protein；RBP)で約0.5日と非常に早く，栄養状態の変動をリアルタイムに評価可能である[8)]．TTRはプレアルブミンと呼ばれることもある．近年，術前の低RTPが脊椎周術期合併症の危険因子とする報告が散見される[9)]．75歳以上の高齢者では，脊椎手術翌日のTTRの低下が大きいことが周術期合併症発生の危険因子となり[10)]，高齢者では脊椎周術期合併症の発生に術後早期の栄養状態低下の影響が大きいことが示唆されている．

3）Controlling Nutritional Status(CONUT)

　CONUTは，血清アルブミン，総コレステロール，総リンパ球数の3つの項目をスコア化し，その合計スコアを用いて栄養状態を評価する方法である[11)]．術前採血で一般的に測定される項目を指標としており，簡便に計算可能である(**表1**)．血清アルブミンがタンパク質代謝の指標，総コレステロールが脂質代謝の指標，総リンパ球数が免疫能の指標となり，総合的な栄養評価法ともいえる．これまで消化器外科領域におけるCONUTの有用性が複数報告されているが，近年脊椎外科領域でも用いられるようになってきており，術後せん妄や手術部位感染の危険因子となることが示唆

表 1. CONUT スコアの算出法

	Normal	Mild	Moderate	Severe
血清アルブミン [g/dl]	≧3.50 (0)	3.00〜3.49 (2)	2.5〜2.99 (4)	<2.50 (6)
総リンパ球数 [/μl]	≧1,600 (0)	1,200〜1,599 (1)	800〜1,199 (2)	<800 (3)
血清総コレステロール [mg/dl]	≧180 (0)	140〜179 (1)	100〜139 (2)	<100 (3)
栄養障害の程度	Normal (0〜1)	Mild (2〜4)	Moderate (5〜8)	Severe (>8)

されている[12)13)].

4）Prognostic Nutritional Index（PNI）

PNI は，血清アルブミンと総リンパ球数から消化器がんの周術期合併症発生予測を行う手法として提唱された[14)]．現在では，PNI は様々な悪性腫瘍の予後予測指数として用いられている[15)]．

$$PNI = (10 × 血清アルブミン [g/dl]) + (0.005 × 総リンパ球数 [/μl])$$

成人脊柱変形手術では，PNI<49.7 が術後せん妄の危険因子であることが報告されている[16)]．

2．採血結果と身体所見との組み合わせによる栄養状態評価

1）Geriatric Nutritional Risk Index（GNRI）

GNRI は，血清アルブミンと理想体重比を用いて入院高齢者の合併症発生や死亡を予測する因子として開発された[17)]．近年，GNRI が悪性腫瘍治療中の生存期間や再発率，術後合併症発生などに関連することが報告されている[18)]．

$$GNRI = (14.89 × 血清アルブミン[g/dl]) + (41.7 × (現体重[kg]／標準体重[kg]))$$

GNRI では栄養状態に関連するリスクを 4 段階に分けており，82 未満が高リスク，82 以上 92 未満が中リスク，92 以上 98 未満が低リスク，98 より高ければリスクなしとしている．

3．問診表を用いた栄養状態評価

1）Mini Nutritional Assessment（MNA）

MNA は，問診表を主体とした簡便な栄養評価ツールであり[19)]，日本語を含む複数の言語に翻訳されている．その妥当性を検証した文献も多く，前述の GLIM criteria においてもスクリーニングツールの 1 つとして挙げられている．MNA は 6 個のスクリーニング項目と 12 個のアセスメント項目からなる合計 30 ポイントの評価法である．

24〜30 ポイントを栄養状態良好，17〜23.5 ポイントを低栄養のおそれあり（at risk），17 ポイント未満を低栄養とする．また，スクリーニング項目だけを載せた MNA-SF（MNA-short form）もあり[20)]，12〜14 ポイントを栄養状態良好，8〜11 ポイントを低栄養のおそれあり（at risk），0〜7 ポイントを低栄養とする．整形外科領域においても，高齢入院患者の低栄養の診断ツールとしての有用性が報告されている[21)]．

低栄養への対策

周術期の低栄養に対しては，併存疾患や全身状態に応じた適切な栄養管理が必要となる．NST（nutrition support team）は，医師や管理栄養士，薬剤師，看護師，歯科衛生士，臨床検査技師など，多職種のスタッフから構成される栄養管理のエキスパートチームである．当院においても，脊椎手術周術期の低栄養患者に対しては積極的に NST の介入を行っている．経口摂取可能な場合には食事の種類，食事の形態，栄養補助食品の追加などが，経口摂取不能な場合には経管栄養の種類，経静脈栄養の種類などが提言され，早期の栄養状態の改善に大きな役割を果たしている．

適切な周術期栄養管理により術後合併症発生を抑制できることが推測される．股関節外科領域においては，周術期の経口栄養補給により高齢者股関節骨折術後の感染性合併症が有意に減少すると報告されている[22)]．脊椎外科領域においては，集学的な栄養管理（multimodal nutritional management；MNM）により，術後の電解質異常が有意に少なく，創治癒遅延が有意に少なく，入院期間が有意に短縮されることが報告されている[23)]．

おわりに

　高齢化社会の進行は本邦における大きな課題の1つであり，その影響は脊椎疾患患者にも及ぶ．本稿で述べた様々な栄養状態評価法やスクリーニングツールを用いることで，高齢脊椎疾患患者の低栄養を見逃さないようにすることが重要である．本稿が，先生方の日常診療の一助となれば幸いである．

文　献

1）Imajo Y, et al：Japanese 2011 nationwide survey on complication from spine surgery. *J Orthop Sci*, **20**：38-54, 2015.

2）Murphy ME, et al：Lumbar decompression in the elderly：increased age as a risk factor for complications and nonhome discharge. *J Neurosurg Spine*, **26**：353-362, 2017.

3）Tsantes AG, et al：Association of malnutrition with surgical site infection following spinal surgery：systematic review and meta-analysis. *J Hosp Infect*, **104**：111-119, 2020.

4）Agarwal E, et al：Malnutrition in the elderly：a narrative review. *Maturitas*, **76**：296-302, 2013.

5）Cederholm T, et al：GLIM criteria for the diagnosis of malnutrition—A consensus report from the global clinical nutrition community. *Clin Nutr*, **38**：1-9, 2019.

6）Bohl DD, et al：Malnutrition predicts infectious and wound complications following posterior lumbar spinal fusion. *Spine*, **41**：1693-1699, 2016.

7）Ukogu CO, et al：Preoperative nutritional status as a risk factor for major postoperative complications following anterior lumbar interbody fusion. *Global Spine J*, **8**：662-667, 2018.

8）Omran ML, et al：Assessment of protein energy malnutrition in older persons, PartⅡ：Laboratory evaluation. *Nutrition*, **16**：131-140, 2000.

9）Salvetti DJ, et al：Preoperative prealbumin level as a risk factor for surgical site infection following elective spine surgery. *Surg Neurol Int*, **6**：S500-S503, 2015.

10）鈴木智人ほか：高齢者の併存疾患・合併症に対する対策　高齢者脊椎変性疾患における術後合併症発生の危険因子　周術期栄養状態評価の重要性．別冊整形外，**72**：152-155，2017.

11）Ulíbarri JI, et al：CONUT：A tool for Controlling Nutritional Status. First Validation in a hospital population. *Nutr Hosp*, **20**：38-45, 2005.

12）小沼博明ほか：後期高齢者（75歳以上）の胸腰椎手術における術後せん妄の術前・術中危険因子の検討．*J Spine Res*, **10**：1252-1256, 2019.

13）Kobayashi Y, et al：Body mass index and modified Glasgow prognostic score are useful predictors of surgical site infection after spinal instrumentation surgery：A consecutive series. *Spine*, **45**：E148-E154, 2020.

14）小野寺時夫ほか：StageⅣ・Ⅴ（Ⅴは大腸癌）消化器癌の非治癒切除・姑息手術に対するTPNの適応と限界．日外会誌，**85**：1001-1005，1984.

15）Sun K, et al：The prognostic significance of the prognostic nutritional index in cancer：a systematic review and meta-analysis. *J Cancer Res Clin Oncol*, **140**：1537-1549, 2014.

16）Oe S, et al：Preoperative age and prognostic nutritional index are useful factors for evaluating postoperative delirium among patients with adult spinal deformity. *Spine*, **44**：472-478, 2019.

17）Bouillanne O, et al：Geriatric Nutritional Risk Index：a new index for evaluating at-risk elderly medical patients. *Am J Clin Nutr*, **82**：777-783, 2005.

18）Lv GY, et al：Geriatric Nutritional Risk Index Predicts Adverse Outcomes in Human Malignancy：A Meta-Analysis. *Dis Markers*, **19**：4796598, 2019.

19）Vellas B, et al：The mini nutritional assessment and its use in grading the nutritional state of elderly patients. *Nutrition*, **15**：116-122, 1999.

20）Rubenstein LZ, et al：Screening for understanding in geriatric practice：developing the short-form mini-nutritional assessment（MNA-SF）. *J Gerontol A Biol Sci Med Sci*, **56**：M366-372, 2001.

21）Murphy MC, et al：The use of the mini-nutritional assessment tool in elderly orthopaedic patients. *Eur J Clin Nutr*, **54**：555-562, 2000.

22）Liu M, et al：The role of perioperative oral nutritional supplementation in elderly patients after hip surgery. *Clin Interv Aging*, **11**：849-858, 2015.

23）Xu B, et al：Multimodal nutritional management in primary lumbar spine surgery：A randomized controlled trial. *Spine*, **44**：964-974, 2019.

MB Med Reha **No.249**：35-41, 2020

特集／高齢者脊椎疾患リハビリテーションアプローチ

腰部脊柱管狭窄症と変形性脊椎症
—周術期リハビリテーションの留意点—

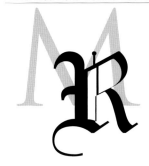

飯塚陽一[*1]　筑田博隆[*2]　田澤昌之[*3]
菅谷知明[*4]　高橋和宏[*5]　和田直樹[*6]

Abstract　腰部脊柱管狭窄症および変形性脊椎症に対する手術治療を受ける高齢者の周術期管理とリハビリテーションの実際および留意点について概説した．腰部脊柱管狭窄症の治療は保存治療が原則であるが，保存治療で十分な効果が得られない場合には手術治療が考慮される．腰部脊柱管狭窄症の患者は，何らかの併存症・合併症を有することが多いためリハビリテーションを行うにあたってはリスク評価が重要である．手術直後からリハビリテーションを行い，早期離床・早期歩行を目指す．回復期リハビリテーションでは，退院後の日常生活を想定したより実践的なリハビリテーションに移行していく．社会の高齢化と医療技術の進歩により腰部脊柱管狭窄症の手術例は増加しており，運動器診療に従事するすべての医療スタッフにとってその周術期管理およびリハビリテーションの正しい理解は不可欠である．

Key words　腰部脊柱管狭窄症(lumbar spinal stenosis)，変形性脊椎症(spondylosis deformans)，周術期管理(perioperative management)，リハビリテーション(rehabilitation)

はじめに

　脊椎の退行変性すなわち椎間板の狭小化，椎体辺縁の骨硬化・骨棘形成，椎間関節の狭小化などにより脊柱の可動制限や局所の疼痛をきたす変形性脊椎症[1]は，超高齢社会に突入した我が国においては極めて頻度の高い疾患である．脊椎症性変化は時に腰部の脊柱管や椎間孔の狭小化をもたらし腰部脊柱管狭窄症を発症させるが，保存治療に抵抗性の下肢症状や神経性跛行により患者のQOL(quality of life)が著しく低下する場合は，高齢者であっても手術が考慮される．本稿では，腰部脊柱管狭窄症・変形性脊椎症に対する手術治療を受ける高齢者の周術期管理とリハビリテーションの実際および留意点について概説する．

腰部脊柱管狭窄症と変形性脊椎症

　腰部脊柱管狭窄症では，脊柱管を構成する骨性要素や椎間板，靱帯性要素などを基盤とした脊柱管や椎間孔の狭小化により，神経組織の障害あるいは血流の障害が生じ，症状を呈すると考えられている[1)2)]（**図1**）．殿部から下肢にかけてしびれや疼痛がみられるが，疼痛は腰部の前屈や座位により緩和し，腰部の伸展により増強することが多

[*1] Yoichi IIZUKA, 〒 371-8511 群馬県前橋市昭和町 3-39-15　群馬大学整形外科，講師
[*2] Hirotaka CHIKUDA, 同，教授
[*3] Masayuki TAZAWA, 同大学リハビリテーション医学，講師
[*4] Tomoaki SUGAYA, 同大学医学部附属病院リハビリテーション部，理学療法士
[*5] Kazuhiro TAKAHASHI, 同，理学療法士
[*6] Naoki WADA, 同大学リハビリテーション医学，教授

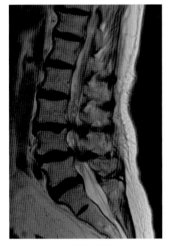

図 1. 腰椎単純 MRI
L3-4 および L4-5 高位に腰部脊柱管狭窄がみられる.

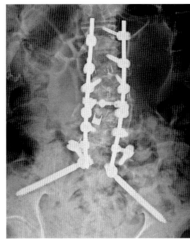

図 2.
側方進入椎体間固定と後方進入椎体間固定を併用して
L1 から骨盤までの矯正固定術を行った.

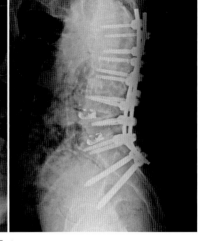

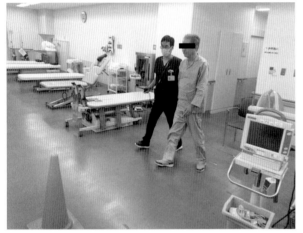

図 3. TUG(Timed Up and Go Test)
椅子から立ち上がり 3 m 先のコーンを回り, 再度椅子に座るまでの時間を計測する. 通常速度と最大速度で1回ずつ計 2 回計測する.

い. 腰部脊柱管狭窄症でみられる馬尾性間欠跛行は, 末梢動脈疾患などによる血管性間欠跛行と鑑別する必要がある. 両者の鑑別のポイントとなるのは, 後者は姿勢と関係せず, 立ち止まるだけで軽減することである[2].

腰部脊柱管狭窄症の初期治療は薬物治療や理学療法, 装具治療などの保存治療が原則であるが, 保存治療で十分な効果が得られない場合には手術治療が考慮される. 手術は除圧術を基本として, 脊椎不安定性が明らかな患者では脊椎インストゥメンテーションを併用した固定術を追加する. また, 近年は, 内視鏡などを用いた低侵襲手術も普及している.

腰部脊柱管狭窄症患者の大部分が中高齢者であり, 併存症を有する患者も少なくないが, 高齢者に対する手術は, たとえ併存症を有していても有効であるとの報告がある[2~4]. 一方で, 高齢患者の周術期合併症は多いことも報告されており[5][6], 腰部脊柱管狭窄症や変形性脊椎症に対する手術, 特に近年増加傾向にある脊柱変形を伴った患者に対する矯正固定術など比較的侵襲の大きい手術(**図 2**)では, 細心の注意を払ってその周術期管理にあたる必要がある.

リハビリテーション医療前の疾病診断と機能評価

整形外科医とリハビリテーション科医が連携して, 疾病の診断と機能の評価を行う. 患者の訴えと現病歴を聴取し, 神経学的徴候を含む身体徴候の診察と画像検査, 血液検査などの各種検査を行い, それぞれの所見を確認する. 腰部脊柱管狭窄症および変形性脊椎症の患者は, 何らかの併存症・合併症を有することが多い. したがって, その周術期リハビリテーションを行うにあたっては原疾患(腰部脊柱管狭窄症, 変形性脊椎症)のみならず併存症・合併症を含めた患者の全体像を把握し, 運動負荷に対するリスク評価を行うことが重要である. また, TUG(Timed Up and Go Test)[7](**図 3**)による運動機能評価や寝返り, 起き上がり, 立位, 座位, 立ち上がりなどの基本動作能力の評

表 1. Barthel Index

		介 助	自 立
1	食事をすること (食物を刻んであげるとき＝介助)	5	10
2	車椅子・ベッド間の移乗を行うこと (ベッド起き上がりを含む)	5〜10	15
3	洗面・整容を行うこと (洗顔，髪の櫛入れ，髭剃り，歯磨き)	0	5
4	トイレへ出入りすること (衣服の着脱，拭く，水を流す)	5	10
5	自分で入浴すること	0	5
6	平坦地を歩くこと	10	15
	あるいは歩行不能であれば，車椅子を駆動する *歩行不能の場合にはこちらの点数	0*	5*
7	階段を昇降すること	5	10
8	更衣(靴紐の結び，ファスナー操作を含む)	5	10
9	便禁制	5	10
10	尿禁制	5	10

(文献 8 をもとに作成)

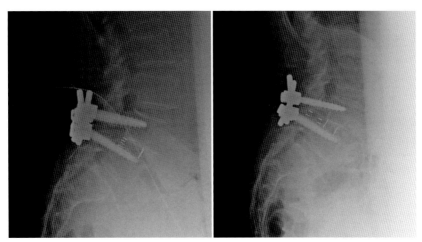

a | b 　図 4. L4-5 後方進入椎体間固定術後にケージが脱転した症例
骨粗鬆症により椎弓根スクリュー刺入部に骨折が生じ，不安定性が
出現したことが原因であった.
　　　a：術直後の単純 X 線像．ケージの脱転はみられない.
　　　b：術後 1 週の単純 X 線像．ケージが後方に脱転している.

価，Barthel Index[8](表 1)を用いた ADL(activities of daily living)の評価などを行う.

周術期リハビリテーション

疾病の診断と機能評価によりリハビリテーション開始にあたっての内科的リスクならびに整形外科的リスクを明らかにしたうえで適切な運動負荷強度を決定し，術後可及的早期からリハビリテーションを開始する.なお，術後早期からのリハビリテーションの実施にあたっては，呼吸循環動態のモニタリング機器やライン，ドレーンなどにトラブルが生じないように注意する.

腰椎手術直後から主に下肢の自動運動を中心とした床上でのリハビリテーションを患者への指導を含めてしっかりと行い，早期離床・早期歩行を目指す.術直後からの下肢運動および早期離床・早期歩行は，症候性静脈血栓塞栓症の予防という観点からも極めて重要である[9].ただし，高齢者

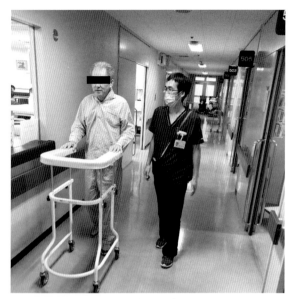

図 5. 病棟内での歩行練習
理学療法士が付き添いながら行う.

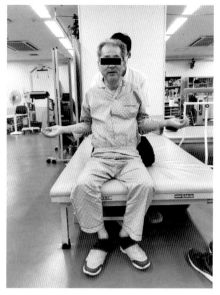

図 6. 座位での背筋群による
体幹伸展運動

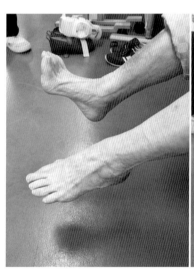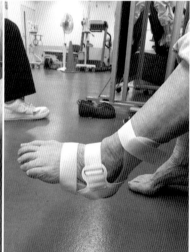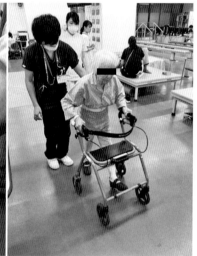

図 7. 下垂足に対する装具を用いたリハビリテーション　　　　a｜b｜c
　　　a：左下垂足がみられる.
　　　b：シューホーン型短下肢装具
　　　c：短下肢装具と歩行器を用いての歩行練習

は骨粗鬆症を併存していることが多いため，特に脊椎固定術を行った患者ではインプラントの脱転を生じることもあり（図4），主治医（執刀医）にコルセット装着の必要性や適切な離床・歩行時期をしっかりと確認する必要がある.

　疼痛，筋力，バランスなどの評価をベッドサイドで行い，患者の状態に合わせてその後のリハビリテーションに移行していく．リスク評価により安全性が確認されれば，立位姿勢や歩行の安定化が可能となる歩行補助具を使用して病棟内で歩行練習を開始する（図5）．腰部脊柱管狭窄症の患者では，下垂足などの著しい下肢筋力低下を伴うこともあり歩行練習中の転倒に注意を要する.

回復期リハビリテーション

　高齢者であっても下肢の運動麻痺がない患者であれば，術後早期に自宅へ退院することも可能であるが，筋力低下による歩行障害などがみられる

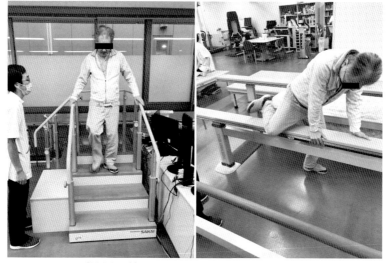

| a．階段昇降の練習 | b．またぎ動作の練習 |

図 8．退院後の日常生活を想定した実践的なリハビリテーション

場合は回復期リハビリテーション病棟へ転棟してリハビリテーションを継続する．

病棟内とリハビリテーション室で筋力強化練習や可動域練習，歩行練習などを行う．筋力強化は，腰部や下肢のみならず体幹全体に対しても行うことが望ましい．体幹筋力強化は，主に体幹の静的支持性に関連する体幹深層筋群（多裂筋，腹横筋，大腰筋など）から開始し，徐々に動的安定性に関連する表層筋群（腹直筋，腹斜筋，脊柱起立筋など）にも行っていく[10)11)]（図6）．ただし，脊椎固定術，特に骨粗鬆症を併存している場合や多椎間固定を行った場合などは，運動負荷の程度や方法を慎重に検討する必要があるため必ず主治医に確認する．なお，脊椎固定術を受けた患者では，背部・肩甲骨周囲の筋群やハムストリング・大腿直筋といった骨盤アライメントに関連する筋群の柔軟性が低下していると，体幹筋力強化練習により脊椎固定部位に過剰な負荷が生じる可能性があるため注意する．また，下垂足などの麻痺がみられる患者に対しては，筋力強化練習，可動域練習および装具を用いての歩行練習を行う（図7）．最後にリハビリテーションの総仕上げとして，退院後の日常生活を想定した階段昇降やしゃがみ込み動作，またぎ動作などの練習を取り入れたより実践的なリハビリテーションを行う（図8）．前述したTUG[7)]やBBS（Berg Balance Scale，Functional

Balance Scaleともいう）[12)13)]（表2）は，患者の運動機能・バランス能力を定量化することができ，主治医が自宅退院を許可するうえでの参考になる．

おわりに

超高齢社会の我が国において，運動器診療に従事する医療スタッフが頻繁に経験する腰部脊柱管狭窄症と変形性脊椎症の周術期管理とリハビリテーションについて概説した．若年者の周術期にはみられない高齢者特有の合併症に十分な注意を払いながらリハビリテーションを行うことが重要である．

文 献

1) 日本脊椎脊髄病学会（編）：脊椎脊髄病用語辞典，改訂第5版，南江堂，2015.
2) 日本整形外科学会診療ガイドライン委員会／腰部脊柱管狭窄症診療ガイドライン策定委員会（編），日本整形外科学会／日本脊椎脊髄病学会（監）：腰部脊柱管狭窄症診療ガイドライン2011，南江堂，2011.
3) Arinzon ZH, et al：Surgical management of spinal stenosis：a comparison of immediate and long term outcome in two geriatric patent populations. *Arch Gerontol Geriatr*, **36**：237-239, 2003.
   Summary 腰椎除圧術は，65歳以上74歳以下の患者と75歳以上の患者のいずれにおいても痛み

1）椅座位からの立ち上がり
指示：手を使わずに立ってください
4：立ち上がり可能。手を使用せず安定して立つ可能
3：手を使用して1人で立ち上がり可能
2：数回の試行後。手を使用して立ち上がり可能
1：立ち上がり，または安定のために最小の介助が必要
0：立ち上がりに中等度，ないし高度の介助が必要

2）立位保持
指示：つかまらずに2分間立ってください
4：安全に2分間立位保持可能
3：監視下で2分間立位保持が可能
2：30秒間立位保持可能
1：数回の試行にて30秒間立位保持可能
0：介助なしには30秒間立位保持不能

※2分間安全に立位保持できれば座位保持の項目は満点。着座の項目に進む

3）座位保持（両足を床に着け，もたれずに座る）
指示：腕を組んで2分間座っていてください
4：安全に2分間座位保持可能
3：監視下で2分間の座位保持が可能
2：30秒間の座位保持可能
1：10秒間の座位保持可能
0：座るのに介助が必要

4）着座
指示：座ってください
4：ほとんど手を用いず安全に座れる
3：手を用いてしゃがみ込みを制御する
2：下腿後面を椅子に押しつけてしゃがみ込みを制御する
1：1人で座れるがしゃがみ込みを制御できない
0：座るのに介助が必要

5）移乗
指示：車椅子からベッドへ移り，また車椅子に戻ってください
まず肘掛けを使用して安全に移り，次に肘掛けを使用しないで移ってください
4：ほとんど手を用いず安全に移乗可能
3：手を用いれば安全に移乗可能
2：言語指示，あるいは監視下にて移乗が可能
1：移乗に介助者1名が必要
0：移乗の安全確保のために2名の介助者が必要

6）閉眼立位保持
指示：目を閉じて10秒間立っていてください
4：安全に10秒間，閉眼立位保持可能
3：監視下にて10秒間，閉眼立位保持可能
2：3秒間の閉眼立位保持可能
1：3秒間の閉眼立位保持ができないが安定して立っていられる
0：転倒を防ぐための介助が必要

7）閉脚立位保持
指示：足を閉じてつかまらずに立ってください
4：自分で閉脚立位ができ，1分間安全に立位保持可能
3：自分で閉脚立位ができ，監視下にて1分間立位保持可能
2：自分で閉脚立位ができるが，30秒間立位保持不能
1：閉脚立位をとるのに介助が必要だが，閉眼で15秒間保持可能
0：閉脚立位をとるのに介助が必要，15秒間保持不能

8）上肢前方到達
指示：上肢を90°屈曲し，指を伸ばして前方へできるかぎり手を伸ばしてください
（検査者は被検者が手を90°屈曲させたときに指の先端に定規を当てる。
手を伸ばしている間は定規は触れないようにする。被検者が最も前方に傾いた
位置で指先が届いた距離を記録する）
4：25cm以上前方到達可能
3：12.5cm以上前方到達可能
2：5cm以上前方到達可能
1：手を伸ばせるが，監視が必要
0：転倒を防ぐための介助が必要

9）床から物を拾う
指示：足の前にある靴を拾ってください
4：安全かつ簡単に靴を拾うことが可能
3：監視下にて靴を拾うことが可能
2：拾えないが，靴まで2.5～5cmくらいの所まで手を伸ばすことができ，自
　分で安定を保持できる
1：拾うことができず，監視が必要
0：転倒を防ぐための介助が必要

10）左右の肩越しに後ろを振り向く
指示：左肩越しに後ろを振り向き，次に右を振り向いてください
4：両側から後を振り向くことができ，体重移動が良好である
3：片側のみ振り向くことができ，他方は体重移動が少ない
2：側方までしか振り向けないが安定が保持している
1：振り向くときに監視が必要
0：転倒を防ぐための介助が必要

表2．Berg Balance Scale（BBS）

11) 360°回転
指示：完全に1周回転し、止まって、反対側に回転してください
4：それぞれの方向に4秒以内で安全に360°回転が可能
3：一側のみ4秒以内で安全に360°回転が可能
2：360°回転が可能だが、両側にも4秒以上かかる
1：近位監視、または言語指示が必要
0：回転中、介助が必要

12) 段差踏み換え
指示：台上に交互に足を乗せ、各足を4回ずつ台に乗せてください
4：支持なしで安全かつ20秒以内に8回踏み換えが可能
3：支持なしで8回踏み換えが可能だが、20秒以上かかる
2：監視下で補助具を使用せず4回の踏み換えが可能
1：最小限の介助で2回以上の踏み換えが可能
0：転倒を防ぐための介助が必要、または施行困難

13) 片足を前に出して立位保持
指示：片足を他方の足のすぐ前にまっすぐ出してください。困難であれば前の足を後ろの足から十分離してください
4：自分で継ぎ足位をとり、30秒間保持可能
3：自分で足を他方の足の前に置くことができ、30秒間保持可能
2：自分で足をわずかにずらし、30秒保持可能
1：足を出すのに介助を要するが、15秒間保持可能
0：足を出すとき、または立位時にバランスを崩す

14) 片脚立ち保持
指示：つかまらずにできるかぎり長く片足立ってください
4：自分で片足挙げ、10秒以上保持可能
3：自分で片足挙げ、5～10秒間保持可能
2：自分で片足挙げ、3秒以上保持可能
1：片足挙げ、3秒間保持不能であるが、自分で立位を保てる
0：検査施行困難、または転倒を防ぐための介助が必要

得点　／56

表 2. つづき　　　　　　（文献12をもとに作成）

と ADL を改善させ，両者の周術期合併症には差がなかった．

4）Arinzon Z, et al：Outcomes of decompression surgery for lumbar spinal stenosis in elderly diabetic patients. *Eur Spine J*, **13**：32-37, 2004.
Summary 高齢者に対する腰椎除圧術は，たとえ糖尿病を併存する患者であっても患者の ADL と痛みを改善させる．

5）Imagama S, et al：Perioperative complications and adverse events after lumbar spinal surgery：evaluation of 1012 operations at a single center. *J Orthop Sci*, **16**：510-515, 2011.

6）Kobayashi K, et al：Complications Associated With Spine Surgery in Patients Aged 80 Years or Older：Japan Association of Spine Surgeons with Ambition（JASA）Multicenter Study. *Global Spine J*, **7**：636-641, 2017.
Summary 併存症を有する80歳以上の高齢者では周術期合併症が多くみられた．侵襲の大きい手術，特に長時間の手術では，重度の周術期合併症が生じやすいため注意が必要である．

7）Podsiadlo D, Richardson S：The timed "Up & Go"：a test of basic functional mobility for frail elderly persons. *J Am Geriatr Soc*, **39**：142-148, 1991.

8）Mahoney FI, Barthel DW：Functional evaluation；Barthel index. *Md Med State J*, **14**：61-65, 1965.

9）日本整形外科学会症候性静脈血栓塞栓症予防ガイドライン策定委員会（編），日本整形外科学会（監）：症候性静脈血栓塞栓症予防ガイドライン2017，南江堂，2017.

10）Sinaki M, Mikkelsen BA：Postmenopausal spinal osteoporosis：flexion versus extension exercises. *Arch Phys Med Rehabil*, **65**(10)：593-596, 1984.
Summary 座位および腹臥位で行う体幹伸展運動に関する論文．

11）石田和宏，佐藤栄修：狭窄症とヘルニアの相違点 術後リハビリテーション．整形外科看護，**11**(7)：655-659, 2006.
Summary 腰部脊柱管狭窄症と腰椎椎間板ヘルニアの術後リハビリテーションについてそれらの共通点と相違点を中心に概説している．

12）Berg KO, et al：Measuring balance in the elderly：validation of an instrument. *Can J Public Health*, **83**(Suppl 2)：S7-11, 1992.

13）Lee JH, Sung E：The effects of aquatic walking and jogging program on physical function and fall efficacy in patients with degenerative lumbar stenosis. *J Exerc Rehabil*, **11**：272-275, 2015.

好評雑誌 Monthly Book Orthopaedics 増刊号

好 評

ポイント解説

Vol **30** No **10**　2017年10月刊

整形外科診断の基本知識

編集企画／松本守雄
（慶應義塾大学教授）

脊椎・上肢・下肢・骨軟部腫瘍における的確な診断に必要な各疾患の特徴を、この1冊に凝縮。古くも新しい診断法の知識を、エキスパートが漏れなく伝授。ベテラン整形外科医にとっても、「基本知識」の刷新が図れること間違いなしの貴重特集号です！

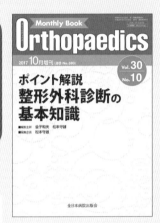

B5判　294頁　定価（本体価格 5,800 円＋税）

＜とりあげた項目＞

Ⅰ．脊椎脊髄疾患
頚髄症
頚部神経根症
慢性腰痛症
腰椎椎間板ヘルニア・
腰部脊柱管狭窄症
脊柱変形
原発性／転移性脊椎腫瘍
脊髄疾患
骨粗鬆症および椎体骨折
化膿性脊椎炎、椎間板炎
脊椎・脊髄損傷

Ⅱ．上肢疾患
小児肘関節周囲骨折
末梢神経障害
リウマチ手指変形
手根骨骨折
肩関節周囲炎・腱板断裂
投球障害

Ⅲ．下肢疾患
発育性股関節形成不全（DDH）
変形性股関節症
特発性大腿骨頭壊死症
関節唇損傷
膝関節半月板損傷
膝関節靱帯損傷
膝蓋大腿関節障害
変形性膝関節症
膝関節 overuse 症候群
外反母趾
変形性足関節症
足の末梢神経障害
足関節捻挫、足・足関節外傷
距骨骨軟骨損傷

Ⅳ．骨軟部腫瘍
良性骨腫瘍
悪性骨腫瘍
良性軟部腫瘍
悪性軟部腫瘍

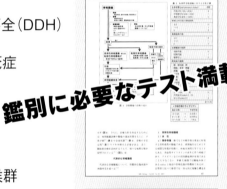

鑑別に必要なテスト満載！

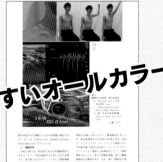

見やすいオールカラー

（株）全日本病院出版会

〒 113-0033　東京都文京区本郷 3-16-4
TEL：03-5689-5989　FAX：03-5689-8030
www.zenniti.com

MB Med Reha **No.249**：**43-48**, 2020

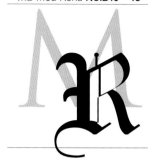

特集／高齢者脊椎疾患リハビリテーションアプローチ

骨粗鬆症性椎体骨折における
リハビリテーション医療

杉田　誠[*1]　夛田利信[*2]　武井　寛[*3]　髙木理彰[*4]

　Abstract　　骨粗鬆症性椎体骨折の特徴的な臨床症状は体動時痛と叩打痛である．しかし，軽微な腰背部痛でも椎体骨折を起こしていることがあるため，高齢者では常に椎体骨折を念頭に置いて診察をする必要がある．単純 X 線で前壁，終板の破壊が認められれば診断をすることが可能であるが，立位（座位）と仰臥位側面像を撮像することによってより診断の精度が上がる．単純 X 線像による椎体骨折の診断が困難な場合には MRI が有効である．STIR 像を加えることによって診断の精度は上昇する．安静臥床時には体幹筋群，下肢筋の筋力低下，歩行能力の低下，廃用症候群を招きやすい．受傷後直ちにリハビリテーションの介入が必要である．体幹筋力，下肢筋力の低下を予防するための筋力訓練とともに持久力訓練を取り入れる．離床後は，筋力訓練を継続するとともに，歩行訓練，日常生活動作訓練を積極的に行う．退院後の自宅生活で転倒を予防するための生活環境整備も重要である．

　Key words　　骨粗鬆症（osteoporosis），椎体骨折（vertebral fracture），リハビリテーション（rehabilitation）

はじめに

　超高齢者社会に伴い，骨粗鬆症による脆弱性骨折は増加の一途を辿っている．中でも骨粗鬆症性椎体骨折は脆弱性骨折の中で最も頻度が高い骨折である[1)2)]．骨粗鬆症患者数は国内で 1,280 万人と推定され，近年の報告では，10 年間の椎体骨折の累積発生率は 60 歳代男性で 5.1%，女性で 14%，70 歳代男性で 10.8%，女性で 22.2% とされる[3)]．要介護認定を受ける原因疾患として骨粗鬆症による骨折を含む運動器障害が上位に位置し[4)]，その対策は今後ますます重要となってくる．

　本稿では，椎体骨折の診断や保存療法，リハビリテーションのポイントについて概説する．

椎体骨折の診断

1．臨床症状

　腰殿部痛を訴える患者に対して椎体骨折を正確に診断するために最も重要なことは，骨折の可能性を常に念頭に置いて病歴聴取や身体診察を行うことである．椎体骨折に典型的な症状である寝返りや起居時の激痛，叩打痛があれば骨折を疑うことは難しくない．しかし，椎体骨折患者の中には，歩行が可能で叩打痛を認めない場合もある．このような場合でも，日常生活の軽微な動作によって，安静時にはない体動時痛が新たに出現したなど，些細なエピソードまで十分に聴取することが大切である．高齢者では，わずかな痛みしか訴え

[*1] Makoto SUGITA，〒 990-3161　山形県上山市弁天 2-2-11　社会医療法人みゆき会　みゆき会病院山形脊椎センター，センター長
[*2] Toshinobu TADA，同病院リハビリセンター，センター長
[*3] Hiroshi TAKEI，社会医療法人みゆき会，理事長
[*4] Michiaki TAKAGI，山形大学医学部整形外科学講座，主任教授

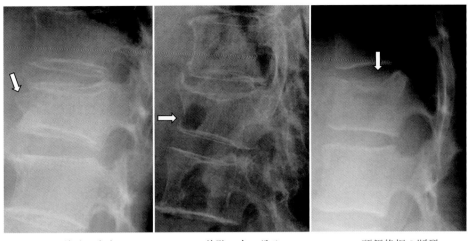

a．前壁の突出　　　　　b．前壁の食い込み　　　　c．頭側終板の断裂
図 1．新鮮椎体骨折の単純 X 線像

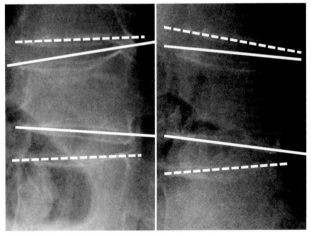

a．立位側面像　　　　　b．仰臥位側面像
図 2．単純 X 線による椎体不安定性および局所不安定性
　　の検出
実線は骨折椎体の頭側終板と尾側終板のなす角度であり，
椎体内不安定性の検出に用いる．点線は骨折椎体の頭側
椎体尾側終板と尾側椎体頭側終板のなす角度であり，椎
間板変性も加味した局所不安定性の検出に用いる．

ない場合でも椎体骨折を生じていることがある．
高齢者に対しては，常に椎体骨折を念頭に置いて
身体診察を行うべきである．

2．単純 X 線

　新鮮骨折では，椎体変形を伴わない場合があ
る．骨折を見落とさないポイントとして，椎体終
板の断裂像，前壁の食い込みや突出像などの変化
に注意することが挙げられる（図 1）．しかし，変
性変化が強い高齢者の脊椎では，単純 X 線側面像
のみで新鮮骨折を見極めるのは困難な場合も少な

くない．そこで近年では，立位（座位）と仰臥位側
面撮影を行い，椎体不安定性ならびに局所不安定
性を検出する方法がとられている（図 2）．特に高
齢者の胸椎，胸腰椎は若年者に比べ強い後弯を呈
することが多いため，時間をかけて患者を仰臥位
とし，その状態で側面像を撮影すると椎体の開大
など形態変化を捉えやすい．立位あるいは座位側
面像と仰臥位側面像の比較は，椎体の形態変化，
椎体不安定性ならびに局所不安定性を検出するこ
とにおいて優れた撮影法である[5~7]．

3．MRI による椎体骨折の診断

　椎体骨折と思われる症状を有していても，単純
X 線にて形態変化がなく，立位（座位）と仰臥位側
面撮影において，椎体不安定性が検出されない場
合がある．このような椎体骨折の診断には MRI が
極めて有効である[8]．新鮮骨折では，T1 強調像に
short-T1 invention-recovery（STIR）像を撮影条
件に加えると診断率は上昇する．T1 強調像では，
椎体に限局してその一部あるいは全体が低信号と
なり，STIR 像では，同領域にほぼ一致して高信
号領域が認められる（図 3）．また，椎体偽関節の
危険因子とされる後壁損傷，広範囲 T2 低信号領
域，限局型 T2 高信号領域の有無の評価も可能で
ある．

椎体骨折の保存療法

　椎体骨折の治療は保存療法が原則であるが，椎

体偽関節に至る例も少なくなく，その発生率は 10.6〜34.8％と報告されている[9]〜[12]．保存療法の基本は，安静，装具療法，リハビリテーションであるが，安静期間，装具の種類に確固たるエビデンスを認めないのが現状である．

筆者らは以前，手術を要した椎体偽関節の症例では，受傷機転の明らかでないものや，発症時に十分な外固定がなされていないことを報告した[13][14]．さらに，偽関節を発症した群の特徴として，受傷後 1 か月後の椎体不安定性が大きいことを報告した[15]．つまり，椎体骨折に対し早期に適切な医療介入がなされていない場合や，受傷後早期に椎体が安定化しない場合は，その椎体は偽関節に陥りやすい．これらのことから，椎体骨折を偽関節に陥ることなく骨癒合に導くためには，発症早期に椎体の安定化をはかることが重要である．そこで，筆者らの施設では椎体骨折を疑った場合，受診当日に単純 X 線撮影に加えて MRI を撮像し，椎体骨折が認められれば即日入院とすることを原則としている．起居動作を極力控え，罹患椎体の早期安定化をはかるため，尿道カテーテルを挿入し，排便も含めた排泄行為も床上で行うこととしている．また，椎体前方の開大を防止するため，ギャッジアップ 20°で固定し，通常の仰臥位は禁止とする．以上のような厳密な安静期間を経たうえで，発症後 2 週間あるいは自力での体位交換が痛みなく可能になった時点で離床を許可する．また，四肢体幹筋力の低下を防止するために，入院後直ちにベッドサイドでの理学療法を積極的に行う．

このような早期介入による厳密な入院加療を行った場合，発症早期の椎体骨折であれば 96.2％に骨癒合が得られた．また，退院時には 80.2％の患者が受傷前の歩行能力を獲得しており，98.0％の患者で自立した日常生活が可能となっていた[16]．

椎体骨折のリハビリテーション

1．安静臥床中のリハビリテーション

安静臥床は体幹筋群の筋力低下，歩行能力の低

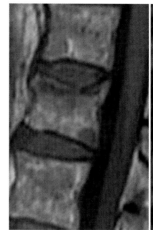 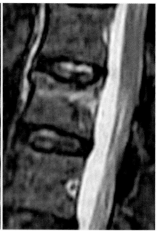

a．MRI T1 強調像　　　　b．MRI STIR 像
図 3．MRI による新鮮椎体骨折の診断
MRI T1 強調像で椎体頭側に低信号領域を，STIR 像で同部位に高信号を認める．

下，さらには廃用症候群を招くことになる．廃用症候群は体幹筋，下肢筋に生じやすいと報告され，それらの筋力は歩行能力と密接に関係する[17][18]．筋力増強訓練をすることによって，それらの筋力低下を予防することが重要である．

筆者らの施設では RM（repetition maximum）法に基づいて筋力訓練を行っている．RM 法とは，ある決まった重さに対して何回反復して関節運動を行うことができるかによって運動強度を決める方法であり，1 回が限界の負荷を 1 RM，10 回が限界の負荷を 10 RM と設定する．ハンドヘルドダイナモメーターを用いて等尺性の最大筋力を設定する．疼痛が強い場合には 20 回連続できる運動負荷量を徒手的に誘導して測定する．健常者における筋力増強には最大負荷 10 RM 程度の訓練が必要とされている．しかし，椎体骨折患者では設定が高すぎると疼痛を増悪させる危険性があり，全身の筋力維持，低下の予防を目的に低負荷で実施する．最大負荷 20 RM 程度に設定すると，負荷率は最大筋力の 50〜60％となり，筋力低下の予防が十分に可能である[19]．

筋力訓練の方法は，機械を用いた方法，セラバンド，エクササイズボール，徒手抵抗運動，自動運動など様々なものがある．どの方法を行うかは患者の状態を見極めて選択する必要がある．安静臥床中の場合は，患部の痛みを誘発しにくい等尺

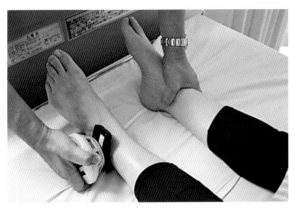

図 4. ハンドヘルドダイナモメーターを用いた
　　筋力測定

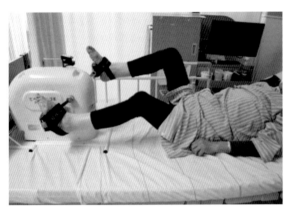

図 6. 仰臥位用負荷可変式エルゴメーターを用いた
　　有酸素運動訓練

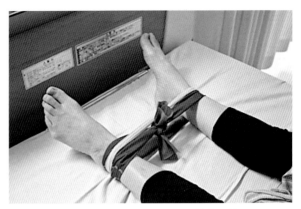

図 5. セラバンドを用いた筋力訓練

1 日各 1 セットで筋力維持の効果があるとされて
いるが，3～5 セットを行うとより効果的であ
る[19]．理学療法士との訓練時間以外にも自主訓練
ができるように，セラバンド訓練法を図示しなが
ら指導し，セラバンドの貸し出しも行う．

　安静臥床中は筋力だけではなく，持久力の低下
も懸念される．持久力維持のため，腹式呼吸を中
心とした肺理学療法を積極的に取り入れる．ま
た，肺理学療法に加え，仰臥位用負荷量可変式エ
ルゴメーターを導入し，有酸素運動を行うことに
よって，持久力の維持に努めることも有用である
（図 6）．

　椎体骨折患者は体動時の疼痛を有することが多
い．疼痛を生じにくい身体の使い方を指導するこ
とも重要である．自動体交をする際に，上肢で
ベッド柵を引き込むようにしながら身体を 1 本の
棒のようにして側臥位となる指導，訓練も必要と
なる．

　また，入院直後の患者は疼痛，体動困難など受
傷直前までの生活が一変し，精神的に不安定な状
態となることが多い．理学療法を通して，回復具
合，今後の見込みなどを説明しながら訓練を行
い，患者の不安を取り除いていくことも必要であ
る．十分なコミュニケーションをとることによ
り，患者との信頼関係を築くことが可能となり，
その後の歩行訓練，退院に向けたかかわりをス
ムースに行うことが可能となる．

2．離床後のリハビリテーション

　安静臥床から離床に移行する際，バイタルサイ
ンを注意深く観察し，起立性低血圧，脈拍上昇な
どが生じてないことを確認することが重要であ

性収縮運動を中心に訓練を行うと良い．訓練初期
は徒手的に行い，各運動で収縮を促す時間は 1 回
約 6 秒間，回数は 20 回とする．最大収縮となら
ないように十分に指導しながら訓練を行うように留
意する．負荷量確認のため，訓練中にハンドヘル
ドダイナモメーターで筋出力を測定し，徒手抵抗
の目安を計測するのも良い方法である（図 4）．次
いで，その測定値に近い負荷量のセラバンド（図
5）を用い，徒手抵抗訓練からセラバンドを引っ張
る訓練に移行していく．下肢筋力訓練の際は，セ
ラバンドをループ状にして左右相反方向に運動す
るように用いる．また，1 本だけではなく，異な
る強さのバンドを組み合わせて使用することがで
きることも利点である．経過中，疼痛の軽減に合
わせて負荷量を徐々に上げ，最終的に 10 RM を目
指すようにする．以上の訓練を歩行に重要とされ
る大殿筋，中殿筋，腸腰筋，大腿四頭筋，下腿三
頭筋，前脛骨筋に実施する．訓練頻度に関しては，

る．これらが生じた場合は，離床を急がずギャッジアップの角度を徐々に上げながら慣らしていくようにする．

　最初の目標は安定した立位保持である．ハンドヘルドダイナモメーターなどを用いて下肢筋力を測定し，立位保持に必要な筋力を有するかを評価し，補助具を組み合わせながら訓練を行うことが望ましい．立位保持が可能になれば歩行訓練を開始する．歩行訓練に際し，受傷前の日常生活動作を詳細に聴取し，最終目標を設定することが重要である．受傷後の歩行能力は受傷前の日常生活動作に依存している．特に受傷前の歩行能力，階段昇降能力の低い患者は，受傷後の歩行能力低下をきたしやすいと報告されており[20]，それを踏まえて社会生活が可能なレベルを設定することが必要である．

　理学療法室では立位歩行訓練，階段昇降訓練，エルゴメーターによる持久力訓練を行うとともに，体幹筋を意識したコアトレーニング，股関節伸展訓練（**図7**）を行う．特に股関節伸展に作用する大殿筋は歩行速度，歩幅に関与しており[21]，歩行能力の維持に重要であるため，積極的に股関節伸展訓練を行うべきである．さらに，日常生活に必要な動作である起居動作，着座動作，入浴動作の指導，訓練も必要である．

　さらに，自宅退院に向けて，家屋や生活環境の調整も重要である．椎体骨折は，一度受傷すると，その後も新たな骨折を受傷する危険性が高く，日常生活中の転倒を十分に予防する必要がある．転倒の危険因子は身体機能低下による内的因子と，生活環境などによる外的因子がある．外的因子には，廊下の障害物や段差，滑りやすい床，手すりの不備，履き物の種類などがある．これらの危険因子を取り除くため，家屋調査を実施し，必要な家屋改修の検討を行うことも必要となってくる．

おわりに

　骨粗鬆症性椎体骨折の診断，保存治療，リハビリテーションにについて概説した．超高齢者社会

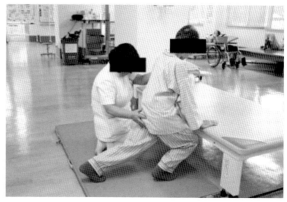

図7．股関節伸展訓練
大殿筋は歩行速度，歩幅の維持に関与しており，歩行能力の維持に重要である．

に突入した本邦では，椎体骨折患者は一層増加すると考えられる．適切な診断，治療，個々の能力に合わせたリハビリテーション，生活環境の整備が重要である．本稿が少しでもそのお役に立てば幸甚である．

文　献

1) Burge R, et al：Incident and economic burden of osteoporosis-related fractures in the United States. *J Bone Miner Res*, 22：465-475, 2007.
2) 藤原佐枝子：骨粗鬆症性椎体骨折の疫学．日整会誌，85：923-927，2011.
3) Yoshimura N, et al：Cumulative incidence and changes in prevalence of vertebral fractures in a rural Japanese community：A 10-year follow up of the Miyama cohort. *Arch Osteoporos*, 1：43-49, 2006.
4) 厚生労働省：平成28年度国民生活基礎調査の概況．2017.
5) 浜田　修ほか：骨粗鬆性椎体骨折に対する新しいX線撮影法（三態撮影）．臨整外，41：949-954，2006.
6) Hashidate H, et al：Pseudoarthrosis of vertebral fracture：radiographic and characteristic clinical features and natural history. *J Orthop Sci*, 11：28-33, 2006.
7) Toyone T, et al：Changes in vertebral wedging rate between supine and standing position and its association with back pain：a prospective study in patients with osteoporotic vertebral compression fractures. *Spine*, 31：2963-2966, 2006.

8) 中野哲雄：骨粗鬆症性脊椎骨折の診断と自然経過. 脊椎脊髄, **22**：231-239, 2009.

9) 種市　洋ほか：骨粗鬆症性椎体圧潰（偽関節）発生のリスクファクター解析. 臨床整形外科, **37**：473-442, 2002.

10) 中村博亮ほか：骨粗鬆症性椎体骨折後偽関節発生に関与する予後不良因子について. 多施設前向きコホート研究. 臨床整形外科, **43**：309-314, 2008.

11) Hashidate H, et al：Pseudoarthrosis of vertebral fracture：radiographic and characteristic clinical features and natural history. *J Orthop Sci*, **11**：28-33, 2006.

12) Wu Ct, et al：Classification of symptomatic osteoporotic compression fractures of the thoracic and lumbar spine. *J Clin Neurosci*, **13**：31-38, 2006.

13) 鈴木智人ほか：手術に至った骨粗鬆症性椎体偽関節の初期治療. 臨整外, **44**：1093-1096, 2009.

14) 武井　寛ほか：手術を必要とした骨粗鬆症性椎体圧迫骨折後偽関節例の初期治療と問題点. 臨整外, **46**：5-10, 2011.

15) 杉田　誠ほか：立位―仰臥位Ｘ線側面像による骨粗鬆症性椎体骨折偽関節因子の検討. 日整会誌, **85**：942-946, 2011.

16) 杉田　誠ほか：骨粗鬆症性椎体骨折における急性期の厳密な入院安静管理による治療成績. 日骨粗鬆症会誌, **5**：31-38, 2019.

17) Ikezoe T, et al：Effects of the lower inactivity due to prolonged bed rest on atrophy of trunk muscles. *Eur J Appl Physiology*, **112**：43-48, 2012.

18) Ikezoe T, et al：Atrophy of the lower limbs in elderly women：is it related to walking ability? *Eur J Appl Physiology*, **111**：989-995, 2011.

19) 金久博昭：筋のトレーニング科学, 高文堂出版, 1989.

20) 八木宏明ほか：脊椎圧迫骨折患者の歩行能力を低下させる受傷前因子の検討. 日職災医誌, **62**：179-183, 2014.

21) 歹田利信：介護予防対象者の快適・最大歩行速度決定因子について. 理学療法学, **34**：58, 2007.

MB Med Reha **No.249**：49-53, 2020

特集／高齢者脊椎疾患リハビリテーションアプローチ

高齢脊髄損傷患者の リハビリテーション医療
—骨髄間葉系幹細胞移植治療との関連—

廣田亮介[*1]　佐々木祐典[*2]　押切　勉[*3]
栗原康太[*4]　本望　修[*5]　山下敏彦[*6]

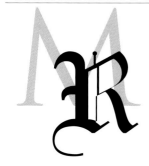

Abstract　高齢化の進む本邦において，高齢脊髄損傷患者の割合が増加している．高齢者の同損傷は若年者と比較して歩行能力や ADL 獲得が不良であり，麻痺の程度が軽度であっても介護量が多く，成績向上のための治療法の確立が望まれている．
　我々は骨髄間葉系幹細胞（mesenchymal stem cell；MSC）による脊髄損傷に対する良好な基礎研究結果を踏まえ，亜急性期の脊髄損傷患者に対し自己 MSC を静脈内投与する医師主導治験を施行した．そのうえで，2018 年 6 月に薬事承認申請を行い，同 12 月に再生医療等製品の製造販売の条件及び期限付承認を得た（製品名：ステミラック®注）．本治療法は高齢脊髄損傷患者に対しても一定の効果を有することが期待できる．

Key words　脊髄損傷（spinal cord injury），間葉系幹細胞（mesenchymal stem cell），高齢者（elderly people）

はじめに

　脊髄損傷は重篤で永続的な脊椎外傷疾患であり，四肢麻痺，膀胱直腸障害，呼吸障害，自律神経障害など多彩な症状を呈する．本邦では，脊髄損傷患者の年間新規発生数は5,000〜6,000人，総数は20万人といわれており，多くの患者が後遺症に苦しんでいる．

　特に，近年では高齢者の軽微な外傷による受傷が増加しており[1)2)]，超高齢化社会を迎えた本邦では高齢者の転倒やそれによる脊髄損傷は今後ますます増加すると考えられている．また高齢者脊髄損傷症例は麻痺の程度が比較的軽度であっても

ADL が低下し，介助量が増加することから治療成績の向上が目下の課題である．

　我々は 1990 年代より脊髄損傷，脳梗塞，認知症など，多くの中枢神経疾患に対して様々な細胞を用いた再生医療の基礎研究を行ってきた．その中で，骨髄中に含まれる間葉系幹細胞（mesenchymal stem cell；MSC）の経静脈的投与による良好な治療効果を多数報告してきた[3)〜5)]．特に，実験的脊髄損傷に関しては，ラットの急性期〜慢性期の重度脊髄損傷（圧挫）モデルに対して，MSC の経静脈的投与を行い，有意な運動機能の回復を認めた[4)]．これらの研究結果に基づき，2013 年 4 月より，脳梗塞に対する自家 MSC の生物製剤とし

[*1] Ryosuke HIROTA，〒 060-8556　北海道札幌市中央区南 1 条西 17　札幌医科大学医学部整形外科学講座，助教
[*2] Masanori SASAKI，同大学医学部附属フロンティア医学研究所神経再生医療学部門
[*3] Tsutomu OSIGIRI，同大学医学部整形外科学講座，助教／同大学医学部附属フロンティア医学研究所神経再生医療学部門
[*4] Kota KURIHARA，同大学医学部整形外科学講座／同大学医学部附属フロンティア医学研究所神経再生医療学部門
[*5] Osamu HONMOU，同大学医学部附属フロンティア医学研究所神経再生医療学部門
[*6] Toshihiko YAMASHITA，同大学医学部整形外科学講座，教授

ての薬事承認を目指した医師主導治験(phase 3)を開始した．そして2013〜17年に，亜急性期脊髄損傷患者に対する自家MSCの静脈内投与の医師主導治験(phase 2)を行った．

本稿では，高齢者脊髄損傷に対するリハビリテーションについての総論や課題について解説し，さらに同病態に対する自己培養MSC移植療法についてその展望を述べる．

高齢者脊髄損傷に対する
リハビリテーションの現状と課題

全国の労災病院関連施設が構築した全国脊髄損傷データベースには2017年現在，5,196例が登録されている．過去20年間での病態の推移をみると，四肢麻痺が増加し，また受傷時年齢が高齢化している[6]．本邦の総合せき損センターで行われている福岡県データベースによると[7]，2013年時点で新規脊髄損傷患者は平均63.7歳となっており，ピークは70歳代に一峰化し，完全麻痺の頻度は12.1%であり不全麻痺が増加していた．高齢者の転倒など低エネルギー外傷による非骨傷性頚髄損傷が増加傾向であることは明らかであり，その事実は現場の医療スタッフも実感しているものと思う．

脊髄損傷を発症すると，運動麻痺・感覚障害に加えて自律神経障害が出現する．また，二次的障害として関節拘縮や褥瘡，呼吸器合併症などを発症し，多くの障害を抱えることになる．高齢者は受傷前より加齢に伴う筋力や心機能低下，視力・聴力低下，認知症など様々な全身合併症を抱えている．その状態に脊髄損傷という突発的な障害が加わると問題が深刻化するのは想像に難くない．高齢者の不全四肢麻痺ではリハビリテーション開始時に同程度の動作能力を有している若年者と比較して，歩行能力やADL獲得が不良であると報告されている[8]〜[10]．また，生命予後の観点からも高齢期受傷患者は不良であり，標準化死亡比を用いた死亡率は一般高齢者の5〜10倍と報告されている[11]．超高齢化社会に突入した本邦において，今後，高齢者の脊髄損傷はますます増加していくことが予想され，同病態に対するリハビリテーションを含めた治療成績の改善が望まれている．

高齢者脊髄損傷に対する
リハビリテーションの注意点

脊髄損傷に対するリハビリテーションでは，残存機能の強化と健常部における代償機能の強化，ADL能力の拡大が主な目的となるが，同病態症例は呼吸，心肺，嚥下機能が低下し，肺炎や無気肺を発症して致死的状態となり得るため全身状態に留意しながら行うことが重要となる．特に高齢者の脊髄損傷症例では，呼吸障害，循環動態異常や褥瘡などの合併症の予防と全身管理を慎重に注意を払う．また，高齢であればあるほど加齢に伴い筋力や活動量は減少しており，その状態で脊髄損傷が発生すると，寝たきりの状態から一気に全身状態の悪化を起こすケースも多い．そのため，高齢の脊髄損傷症例ほどリハビリテーションを可能な限り行うことが重要である[12]．さらに，筋萎縮による体重減少，尿道カテーテルの留置による血尿などが容易に発生しやすく，他の疾患に起因する症状との鑑別に時間を要し，重篤な疾患の発見が遅れてしまう可能性があるため，定期的な全身スクリーニングが必要となる．また，せん妄やうつ状態，認知機能の低下などの精神症状の出現が若年者と比較して多くみられるという報告もあり[13]，受傷後早期から専門家へのコンサルトを考慮することが望ましい．

脊髄損傷モデル動物を対象としたMSC移植研究

MASCISインパクター(Multicenter Animal Spinal Cord Injury Study Impactor)を用い，ラット急性期〜亜急性期の重度脊髄損傷モデルを作成し，急性期〜亜急性期にMSCの静脈内投与を行ったところ，有意な運動機能の回復を認めた[4]．また，IHインパクターを用いて作成した慢性期脊髄損傷モデルに対するMSC移植について実験を行い，後肢の麻痺の回復がみられた[14]．

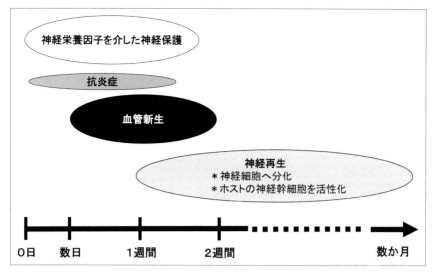

図 1. MSC の作用メカニズム
投与後早期は，病巣へ集積した（ホーミング効果）移植細胞による神経栄養因子
を介した神経栄養・保護作用，抗炎症作用，血液・脊髄関門の安定化による神経
保護作用，大脳の遺伝子発現変化による神経機能の改善．投与後中期は，脱髄軸
索の再有髄化，損傷軸索の再生，軸索の sprouting，血管新生．投与後晩期の神
経再生（神経系細胞への分化）などと考えられる．

MSC の作用メカニズムとしては，以下に示す作用などが関与していると考えられる[4)14)~19)]（**図1**）．

1．投与後早期

移植された MSC は損傷部位へ集積し，神経栄養因子を介した神経栄養・保護作用，抗炎症作用を惹起する．また，血液・脊髄関門を安定化することで神経にとって良好な環境を供給する．さらに，損傷脊髄のみならず大脳の神経再生に関与する遺伝子発現を変化させることで，喪失した神経機能の改善に影響を与える．

2．投与後中期

脱髄軸索の再有髄化，損傷軸索の再生，軸索のSprouting，血管新生を促す．

3．投与後晩期

神経再生（神経系細胞への分化）が生じる．

また，我々は MSC 移植療法とリハビリテーション医療との相乗効果として，実験的脳梗塞モデルに対し MSC 移植と運動負荷をともに行った結果，運動能力のさらなる回復が得られるということを報告している[19)]．相乗効果を発揮する治療メカニズムとして，上述したものに加え，梗塞巣周辺領域のシナプス数の有意な増加や脳梁厚の拡大が認められたため，神経可塑性の亢進が強く関

与していると考察している．以上のように MSC 治療とリハビリテーション医療は親和性が高く，併用することにより MSC 治療の効果を適切に発揮することが可能になると予想される．

治験の概要

我々は自己 MSC を医薬品（再生医療等製品）として実用化することを目指し，2013～17 年に薬機法下に亜急性期脊髄損傷患者に対する MSC 静脈内投与の医師主導治験を施行した．本治験薬の品質管理および安全性に関しては，医薬品医療機器総合機構（PMDA）との相談を踏まえた前臨床試験（GLP 試験）を行い，治験薬に関して，GMP レベル（医薬品及び医薬部外品の製造管理及び品質管理の基準）に則った札幌医科大学の細胞プロセッシング施設において製造した．また，本治験は，薬機法，医薬品の臨床試験の実施基準に関する省令（GCP 省令）に基づいて実施し，PMDA の助言を得て治験プロトコールを策定した．

本治験の主な適格基準として，20～70 歳の頚髄損傷患者で，重症度は ASIA 機能障害尺度（American Spinal Injury Association Impairment Scale；AIS）の A，B，C であり，発症から 14 日

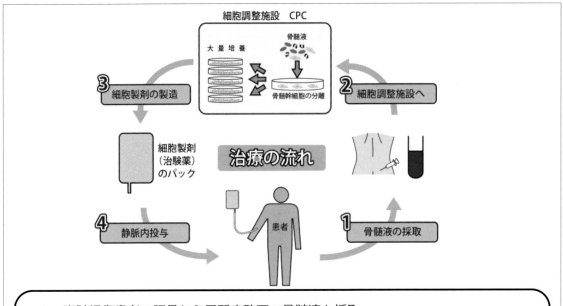

1　脊髄損傷患者の腸骨から局所麻酔下で骨髄液を採取

2　これを細胞調整施設（CPC）にて目的の細胞を分離し、約2週間で約1万倍に培養

3　約1億個の細胞を40m l のバッグに封入し細胞製剤を製造

4　この細胞製剤を30分〜1時間かけて静脈内投与により移植

図 2．治験概要

入院後，腰部より骨髄液を採取し，細胞調整施設（CPC）にて MSC を分離・培養をする．
MSC を細胞製剤（治験薬）に封入した後に，経静脈的に投与する．

以内に本治験にエントリーできる症例とした．さらに，メチルプレドニゾロンの急性期大量投与療法を行っていないこと，感染症や悪性腫瘍，重篤な疾病・外傷を合併していないことなどの除外基準を設けた．患者および家族などに十分な治験の説明を行い，同意を取得した後に，腸骨から骨髄を採取し，細胞の培養を開始し，発症後 40±14 日以内に MSC の培養を完了し，細胞の品質・安全性を確認したうえで，経静脈的に MSC 移植を施行した．以後，経時的に安全性と効果を評価し，移植後 6 か月で最終評価を行った（**図 2**）．評価は全有害事象の解析，神経所見として AIS，International Standards for Neurological and Functional Classification of Spinal Cord Injury（ISCSCI-92）を，そして ADL 評価として Spinal Cord Independence Measure（SCIM-3）を用いて行った．

本治験薬の特長として，MSC は自己の血清を用いた培養であるため医学的・倫理的な問題が小さく，安全性が高いということが挙げられる．また，静脈内投与であるため，患者の負担が小さいこと，単回投与で効果を期待できること，さらに，既存の治療（急性期手術，リハビリテーションなど）の進行を妨げずに，従来の治療に追加するのみであるということも特徴である．

本治験では 65 歳以上の複数の症例に関しても細胞投与を行い，すべての症例で AIS において 1 段階以上の神経所見の改善を認めた．

本治験の結果を基に共同開発企業であるニプロ株式会社が，2018 年 6 月「再生医療等製品」として製造販売承認申請を行い，同年 12 月に厚生労働省から「条件及び期限付承認」を取得した．2019 年 5 月より，札幌医科大学附属病院にて再生医療等製品「ステミラック®注」を用いた脊髄損傷治療の開始を受けて，慎重かつ着実に製造販売後承認条件評価を実施している．

おわりに

　脊椎脊髄損傷の受傷年齢は近年急速に高齢化しており，特に平地での転倒のような低エネルギー外傷によるものが増加している．高齢者は発症した脊髄損傷以外にも種々の合併症を有していることが多く，これら全身合併症を十分に考慮しながらも積極的なリハビリテーションを行い，ADLの向上を目指すことが重要である．

　2018年より開始となった脊髄損傷に対する再生医療等製品「ステミラック®注」は，高齢者の脊髄損傷に対しても治療効果が期待できる．特に，静脈内投与で，患者にとって低侵襲であることは高齢者にとって大きな利点になると考える．

　ステミラック®注により脊髄損傷患者の神経症候や機能障害の改善が得られれば，寝たきりになるリスクの軽減，日常生活動作およびQOLの向上に加え，家族などの肉体的・精神的・経済的負担が軽減されることが期待される．

文　献

1）NPO法人　日本せきずい基金：ホームページ．〔http://www.jscf.org/〕
2）柴崎啓一：全国脊髄損傷登録統計　2002年1月-12月．日脊髄障害医学会誌，**18**：271-274，2005.
3）Sasaki M, et al：Remyelination of the injured spinal cord. *Prog Brain Res*, **161**：419-433, 2007.
4）Osaka M, et al：Intravenous administration of mesenchymal stem cells derived from bone marrow after contusive spinal cord injury improves functional outcome. *Brain Research*, **343**：226-235, 2010.
5）Sasaki M, et al：BDNF-hypersecreting human mesenchymal stem cells promote functional recovery. axonal sprouting. *J Neurosci*, **29**：14932-14941, 2009.
6）古澤一成：脊髄損傷のリハビリテーション医療総論―本邦の脊髄損傷の特徴を生かしたリハビリテーション―．*Jpn J Rehabil Med*, **56**：524-530, 2019.
7）坂井宏旭ほか：高齢者の脊髄損傷疫学調査．脊髄損傷データベース解析および脊髄損傷医療の課題．*MB Med Reha*, **181**：9-18, 2015.
8）Cifu DX, et al：A multicenter investigation of age-related difference in lengths of stay, hospitalization changes, and outcomes for a matched tetraplegia sample. *Arch Phys Med Rehabil*, **80**：733-740, 1999.
9）Kay ED, et al：Predicting walking at discharge from inpatient rehabilitation after a traumatic spinal cord injury. *Arch Phys Med Rehabil*, **88**：745-775, 2007.
10）Aito S, et al：Neurological and functional outcome in traumatic central cord syndrome. *Spinal Cord*, **45**：292-297, 2007.
11）内田竜生ほか：脊髄損傷患者死亡統計―第6報 標準化死亡比について―．日災医会誌，**47**：431-435，1999.
12）西村行秀ほか：高齢者の脊髄損傷リハビリテーションにおける課題．整・災外，**61**：317-325，2018.
13）時岡孝光：高齢者頸髄損傷の発症メカニズム．臨リハ，**8**：921-926，1999.
14）Morita T, et al：Intravenous Infusion of Mesenchymal Stem Cells Promotes Functional Recovery in a Model of Chronic Spinal Cord Injury. *Neurosci*, **335**：221-231, 2016.
15）Honmou O, et al：Intravenous administration of auto serum-expanded autologous mesenchymal stem cells in stroke. *Brain*, **134**：1790-1807, 2011.
16）Honmou O, et al：Mesenchymal stem cells：therapeutic outlook for stroke. *Trends Mol Med*, **18**：292-297, 2012.
17）Akiyama Y, et al：Remyelination of the spinal cord following intravenous delivery of bone marrow cells. *Glia*, **39**：229-236, 2002.
18）Oshigiri T, et al：Intravenous Infusion of Mesenchymal Stem Cells Alters Motor Cortex Gene Expression in a Rat Model of Acute Spinal Cord Injury. *J Neurotrauma*, **36**：411-420, 2019.
19）Sasaki Y, et al：Synergic effects of rehabilitation and intravenous infusion of mesenchymal stem cells after stroke in rats. *Phys Ther*, **96**(11)：1791-1798, 2016.

日常診療で役立つ「足関節ねんざ症候群」の解説書！

足関節ねんざ症候群
―足くびのねんざを正しく理解する書―

編集 高尾昌人（重城病院 CARIFAS 足の外科センター所長）

2020 年 2 月発行　B5 判　208 頁　定価（本体価格 5,500 円＋税）

最新の「足関節ねんざ症候群」の知識をわかりやすく整理し、実地医療に重点を置いてまとめた一書！
知識のアップデートに役立つ本書をぜひお手に取りください！

主な目次

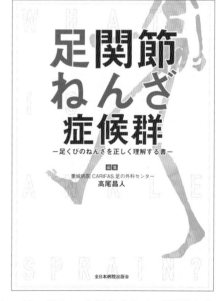

 全日本病院出版会　〒113-0033 東京都文京区本郷 3-16-4　Tel：03-5689-5989
www.zenniti.com　Fax：03-5689-8030

MB Med Reha **No.249**：**55-60**, 2020

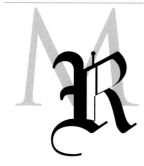

特集／高齢者脊椎疾患リハビリテーションアプローチ

脊髄損傷完全四肢・対麻痺患者に対する
ロボットリハビリテーション医療の可能性

清水如代[*1]　門根秀樹[*2]　久保田茂希[*3]　安部哲哉[*4]
上野友之[*5]　羽田康司[*6]　山崎正志[*7]

　Abstract　　脊髄損傷に伴う下肢麻痺患者に対するリハビリテーションとして，歩行支援ロボットが臨床応用されている．内側型で歩行器と併用する WPAL，両杖と使用する ReWalk など，プログラミングされた動作を行うロボットに対し，HAL[®] は，装着者の神経筋活動を感知できる生体電位センサを持つ装着型サイボーグである．重度麻痺症例で，筋活動が微弱であっても，本センサにより感知し・関節運動補助ができる点が，他のロボットにない最大の特徴である．我々は本来の主動筋ではない残存筋をトリガーとして選択し，麻痺患者の運動意図に沿った随意的な麻痺肢訓練（T-HAL 法）を行い，下位胸椎損傷患者での下肢筋活動の改善例や，頚髄損傷，上位胸髄損傷例で痙性の緩和を経験している．本稿では，T-HAL 法を含め，慢性期脊髄損傷完全麻痺患者の歩行再建について概説する．

　Key words　　脊髄損傷（spinal cord injury），完全麻痺（complete paralysis），ロボットスーツ HAL[®]（Hybrid Assistive Limb[®]），T-HAL 法（heterotopic Triggered HAL method），動作解析（motion analysis）

はじめに

　脊髄損傷の完全麻痺症例では，麻痺の回復は困難と考えられてきたが，近年，再生医療の研究が盛んになり，リハビリテーションが注目されている．また，医工融合研究が進み，完全対麻痺患者に対する歩行再建法として，歩行支援ロボットが臨床応用されている．

　歩行支援ロボットは，据え付け型ロボットと装着型ロボットに大別される．前者には Lokomat[®]，TOYOTA ウェルウォークがあり，トレッドミルに付随した免荷装置と関節角度センサ，足圧センサからなる装置により，受動歩行を行うことができる．後者には，関節角度センサ，傾きセンサ，床反力センサを備えた外骨格型の ReWalk[1)]，制御系を内蔵した歩行器と関節角度センサを備えた内側系機構の WPAL[2)]，そして外骨格型ロボットで装着者の筋活動を感知する生体電位センサを持つ Hybrid Assistive Limb[®]：HAL[®]（CYBERDINE 社）がある[3)]．

　我々は，他のロボットにない生体電位センサに着目し，HAL[®] の臨床研究を行ってきた．本稿で

[*1] Yukiyo SHIMIZU，〒 305-8575 茨城県つくば市天王台1-1-1　筑波大学医学医療系リハビリテーション医学，准教授
[*2] Hideki KADONE，同大学附属病院病院未来医工融合研究センター，助教
[*3] Shigeki KUBOTA，同大学医学医療系運動器再生医療学寄附講座，助教
[*4] Tetsuya ABE，同大学医学医療系整形外科，講師
[*5] Tomoyuki UENO，同大学医学医療系リハビリテーション医学，講師
[*6] Yasushi HADA，同，教授
[*7] Masashi YAMAZAKI，同大学医学医療系整形外科，教授

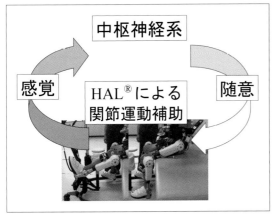

図 1. Interactive bio-feed back 理論

は，慢性期脊髄損傷完全四肢および対麻痺患者に対する歩行再建法について述べ，その中で麻痺肢以外の随意的筋活動をトリガーとして用いた heterotopic（異所性の）Triggered HAL method（T-HAL 法）[4)~6)]を紹介する．

ロボットスーツ HAL®

ロボットスーツ HAL® は，筑波大学で開発された外骨格型装着ロボットで，医療機器として認可された初のロボットである．HAL® には両脚タイプ，単脚タイプ，腰タイプ，肘を対象とした上肢単関節タイプ・膝を対象とした下肢単関節タイプがある．筑波大学では，既存の単関節ユニットを用いて，独自にアタッチメントを作製し肩関節 HAL®，足関節 HAL® として使用している．本稿では，両脚タイプについて述べる．

HAL® は，足圧センサ，関節角度センサに加え装着者の神経筋活動を感知することのできる生体電位センサを有する．装着者の運動意図は，神経・筋活動関連電位である生体電位信号として現れる．HAL® が信号を感知し，股関節・膝関節のアクチュエータが作動し関節運動を補助する[7)]．HAL® の補助により生じた関節運動による中枢神経系へのフィードバックが起こるという interactive bio-feed back 理論（**図1**）を基にしたロボットである．

生体電位センサは股関節屈曲・伸展，膝関節屈曲・伸展の4本からなり，股関節屈曲用センサは大腿直筋近位や大腿筋膜張筋に相当する部位に，

股関節伸展用センサは大殿筋に相当する部位に貼付する．膝関節伸展用センサは大腿四頭筋に，屈曲用センサはハムストリングスに貼付する．HAL® は，この生体電位センサにより装着者の運動意図を感知して下肢を動かすことのできる『装着型サイボーグ』である．

HAL® の制御には CAC モード（Cybernic Autonomous Control：サイバニック自律制御システム）と CVC モード（Cybernic Voluntary Control：サイバニック随意制御システム）がある．CAC モードは足圧センサが片側下肢荷重を感知すると，あらかじめプログラムされた動作で反対側下肢が振り出される．前述した Lokomat® や ReWalk に近い制御である．

完全対麻痺患者では，下肢筋から生体電位信号を取得するのが困難であるため，CAC モードが用いられる．しかし，完全麻痺患者では意図的に片側下肢に交互に荷重をかけるのは非常に困難である．立位をとるためには免荷が必要であるが，免荷をした際には荷重センターは感知しにくい．CAC モードはトレッドミルなどの環境下で使用するほうが望ましい．

一方，CVC モードは，生体電位を感知することで関節運動をアシストする．MMT（徒手筋力検査）1~2 未満の重度麻痺筋の収縮では随意的に関節運動を起こすのは困難であるため，関節角度センサ単独のロボットでは，装着者の意図を捉えにくい．生体電位センサは微弱な神経筋活動をも感知することができるため，関節角度センサに先行して装着者の意図を捉えることができる．この生体電位センサを持つことが HAL® の最大の特徴である．

我々は，完全麻痺患者の歩行再建訓練を随意的に行うために，本来の主動筋ではない残存筋にセンサを貼り，トリガーとして選択することで，麻痺患者の『四肢を動かしたい』という運動意図により随意的に麻痺肢を動かすことができると考えた．

この方法を heterotopic Triggered（異所性トリガーによる）HAL method（HAL 法）：T-HAL 法と名付け，完全麻痺者を対象に麻痺肢の随意運動

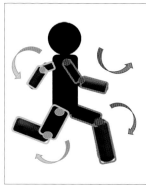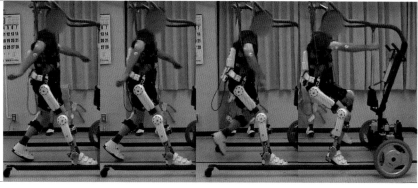

図 2. 上肢駆動 HAL

上肢の運動をトリガーとして反対側の下肢運動を行う．肩関節屈曲伸展(三角筋前方・後方線維)は
反対側股関節屈曲伸展のトリガーとなり，肘関節屈曲伸展(上腕二頭筋・上腕三頭筋)は反対側膝関節
屈曲伸展のトリガーとなる．

(文献 4，5 より改変)

訓練を行っている．

完全四肢・対麻痺患者の歩行再建

慢性期脊髄損傷完全麻痺患者にとって麻痺肢の
回復は困難なことが多く，リハビリテーションは
残存能力を生かし，日常生活動作を獲得すること
が目的となる．しかし，麻痺肢の改善は患者の希
望するところであり[8)~10)]，QOL(quality of life)に
大きくかかわる．特に高位頚髄損傷完全四肢麻痺
の場合には，随意的筋活動は，頚部の屈曲および
僧帽筋による肩甲帯の挙上に限られる．日常生活
のほぼすべてに介助を要し，リハビリテーション
は電動車椅子駆動や環境制御装置の導入など，環
境調整が重要となり，麻痺肢のアプローチをする
ことは少ない．

四肢麻痺・対麻痺患者に対して行う立位訓練
は，関節拘縮や褥瘡，骨粗鬆症の予防，循環器系
消化器系を賦活する点で有効といわれている[11)]．
損傷レベルが下位胸髄以下の症例では歩行訓練も
行われるが，上肢への負荷が大きく[11)]，膝伸展位
で固定することにより通常の歩行パターンと異な
る歩行を行うことになる．また頚髄損傷や上位胸
髄損傷では，実用的な歩行訓練は困難である．

T-HAL 法では慢性期脊髄損傷患者に対し随意
的筋活動を評価のうえ，残存筋をトリガーとして
麻痺肢の運動を行う．当院では現在までに，慢性
期脊髄損傷患者(残存高位 C6~T11，American
Spinal Cord Injury Association Impairment

Scale(AIS)grade A または B)を対象とし，股関節
屈曲筋をトリガーとした膝伸展訓練，対側上肢筋活
動をトリガーとした歩行訓練[5)6)]の 2 法について概
要を述べる．

1．T-HAL 法の実際

長下肢装具を用いた従来の歩行訓練は，頚髄損
傷や上位胸髄損傷患者では困難である．しかし，
C6 損傷患者であれば，肘屈曲筋は保たれており，
C7 損傷では肘伸展筋も保たれている．

我々は上肢と下肢が連動していること[12)13)]に注
目した．上肢は近位に肩関節，連接して遠位に肘
関節があり，下肢は近位に股関節，連接して遠位
に膝関節があり，構造的に類似している．また，
歩行時に下肢は対側上肢に連動した周期的な矢状
面運動を行う．これら上肢下肢の構造的・運動神
経学的類似性に着目し，残存筋活動として反対側
上肢筋活動をトリガーとして選択して，随意的な
歩行訓練を行うこととした(上肢駆動 HAL：
Upper limb Triggered HAL：UT-HAL 法)[5)6)](**図
2**)．

対　象：慢性期脊髄損傷四肢および対麻痺患者
(残存高位 C6~T11，AIS grade A または B)の 7
例(**表 1**)

方　法：対側上肢筋活動をトリガーとし，三角
筋前方線維に股関節屈曲用電極，三角筋後方線維
に股関節伸展用電極，上腕二頭筋に肘屈曲用電
極，上腕三頭筋に膝伸展用電極をそれぞれ反対側
に上肢に貼付した(**図2**)．HAL® 介入前，中，後に

表 1. 上肢駆動 HAL 後の神経学的推移

症 例	1	2	3	4	5	6	7
性 別	男性	男性	女性	男性	男性	女性	男性
年 齢	20	67	32	30	39	30	53
受傷後	3年2か月	2年3か月	6年3か月	1年9か月	7年	3年3か月	10年4か月
残存高位	C6 B	T6 A	T10 A	T11 A	T7 A	T7 A	T9 A
MMT 股関節屈筋	0/0	0/0	0/0 →1/1	1/2 →2/3	0/0	0/0	0/0
MMT 膝関節伸筋	0/0	0/0	0/0 →1/1	0/0 →1/1	0/0	0/0	0/0
歩行訓練歴	なし	なし	長下肢装具	長下肢装具	長下肢装具	長下肢装具	長下肢装具
頻 度	1～2回/月	2回/週	1～2回/月	2回/週	1回/1～2月	1～2回/月	1回/月
痙性緩和	あり	あり	低下傾向	著変なし	著変なし	あり	あり
回 数	10	10	10	10	10	10	10

股関節屈筋・膝関節伸筋を表面筋電図で測定し, 歩行周期は3次元動作計測システムと連動することで求めた. 装着時および歩行時は免荷のために吊り下げ型免荷式歩行器(製品名: All in one, Ropox A/S 社製, デンマーク)を利用した. 装着肢位は立位または座位で, 後方に1名, 左右に各1名の3名で装着を行い, およそ2～3分を要した.

歩行時は, 前方あるいは後方から歩行器を誘導する者1名, 側方で手のひらサイズのコントローラを操作する者, 前述したモーションキャプチャーや表面筋電図を確認する者など3名以上のチームで行った. 頻度は, 入院例では週に2回, 慢性期外来例では1～2週に1回で合計10回とした. 1回に要する時間は, 動きやすい服装への更衣, HAL® 電極装着, 評価のための表面筋電図装着, 介入前後の歩行計測などを含めて90分程度であり, HAL® を装着して歩行する時間は休憩含めて30分程度である. 介入前, 休憩時, 介入後には血圧, 脈拍, 酸素飽和度といったバイタルサイン測定に加えて, 主観的運動強度(修正 Borg Scale)を測定し疲労度を確認し, 過負荷とならないように注意をして行った.

経過中に股関節屈筋の筋活動を認めた症例には, 股関節屈筋をトリガーとした膝関節伸展訓練を追加した(図3).

結　果: 全症例とも10回の介入を完遂した. 有害事象としてハーネスによる擦過傷を認めた. ハーネスの調整, クッションの追加により改善した. **表1**に示すように, 症例3と4の2例で介入後に股関節屈筋, 膝関節伸筋の筋活動が改善していた. 痙性麻痺患者においては, MAS(Modified Ashworth Scale)の低下を認めた.

2. T-HAL 法の意義

運動学習には, 正常に近い特異的な活動を随意的に行うこと, 集中し動作を繰り返すことが必要とされる[14].

装着者の意思で麻痺肢を繰り返し動かすということが運動学習効果を果たした可能性がある. 麻痺が改善したというよりは, むしろ元々ごく僅かに残存していた筋活動が賦活化したと考えている. 機序は明らかではなく, 今後, 脳神経学的な評価を加え研究を継続していく必要がある. また, 従来の歩行訓練が困難であった頚髄損傷, 上位胸髄損傷患者の随意的歩行が可能であり, また QOL の阻害因子となる痙性が介入後に緩和していた. 脊髄損傷患者にとっての新たなリハビリテーション法としての有効性が示唆された結果であった.

3. T-HAL 法の適応と注意点

本法は, 急性期に起こる合併症を回避するため, 慢性期完全麻痺患者が適応と考えられる. 高位損傷患者では起立性低血圧や自律神経過反射のリスクがある. また, 感覚障害部位には十分な注意が必要である. 自験例では, ハーネスによる皮膚障害をきたしてしまった. 吊り上げに伴う鼠径部への圧迫が生じる可能性もあり, 深部静脈血栓

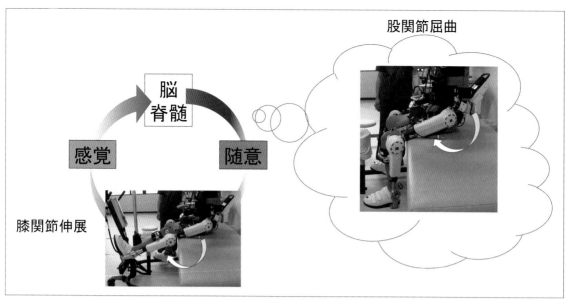

股関節屈曲

膝関節伸展

脳
脊髄

感覚

随意

図 3.

症の除外も重要と考えられる.

　こうした合併症を留意のうえ，急性期から行う可能性もあるが，我々は現状行われている脊髄損傷のリハビリテーションに置き換わるものではなく，追加して行う訓練と考えている.

4．実装型歩行支援ロボット

　前述した WPAL は内側機構のため車椅子からの移動が容易な設計となっている．歩行器との併用で，長下肢装具よりも疲労度がなく長く歩行できることが報告されている[2]．ReWalk また Freewalk は，両杖と併用して歩行し，実生活で使用することを考えられているロボットである．HAL® は麻痺肢の訓練を行うことで，機能回復を目指すロボットであり，実生活での使用を目的とされていない.

　ロボットの使用を希望する患者のニーズと生活状況などを考えて，医療者と患者が相談のうえ，各個人にあったロボットを選択していく必要があると考えられる.

ロボットリハビリテーションの可能性について

　脊髄損傷患者にとって残存機能を生かしたリハビリテーションを行い，車椅子を用いた ADL を獲得することはとても重要である．実用移動手段としての車椅子は優れた機器ではあるが，股関節屈曲位，膝関節屈曲位を強制されるため，関節拘縮や褥瘡のリスクがある．立位・歩行訓練は拘縮予防や骨量の維持，心血管系，消化器系の賦活など身体機能の維持[11]のみならず，視線が高くなり，歩行者と同じ目線でいられるという心理的な効果も期待される.

　実用的歩行が困難と告げられた患者が，もう一度歩きたいという思いを持つ．再生医療，医工融合研究といった新しい医療が広がり，患者の期待が高まる中，リハビリテーションの重要性を再確認し，本稿の結びとする.

文 献

1）横山　修：脊髄損傷のリハビリテーション医療における帰結予測．*Jpn J Rehabil Med*, **56**(7)：537-540, 2019.
2）平野　哲ほか：脊髄損傷に対するロボットリハビリテーション．*MB Med Reha*, **209**：39-46, 2017.
3）上野友之ほか：わが国におけるリハビリテーションロボットの現状．脊椎脊髄ジャーナル，**29**(7)：692-698, 2016.
4）Shimizu Y, et al：Active elbow flexion is possible in C4 quadriplegia using hybrid assistive limb（HAL®）technology：A case study. *J Spinal Cord Med*, **40**：456-462, 2017.
5）Shimizu Y, et al：Voluntary Ambulation by Upper Limb-Triggered HAL® in Patients with Complete Quadri/Paraplegia Due to Chronic Spinal Cord Injury. *Front Neurosci*, **11**：649, 2017.

6) Shimizu Y, et al：Voluntary ambulation using voluntary upper limb muscle activity and Hybrid Assistive Limb®(HAL®)in a patient with complete paraplegia due to chronic spinal cord injury：A case report. *J Spinal Cord Med*, **42** (4)：460-468, 2019.

7) 山崎正志ほか：脊柱靱帯骨化症に伴う急性および慢性脊髄障害に対するロボットスーツ HAL を用いた機能回復治療．別冊整形外科，**69**(6)：628-634．2017.

8) Anderson KD：Targeting recovery：priorities of the spinal cord-injured population. *J Neurotrauma*, **21**(10)：1371-1383, 2004.

9) Jackson A, et al：Zimmermann JB. Neural interfaces for the brain and spinal cord--restoring motor function. *Nat Rev Neurol*, **8**(12)：690-699, 2012.

10) Collinger JL, et al：Functional priorities, assistive technology, and brain-computer interfaces after spinal cord injury. *J Rehabil Res Dev*, **50**(2)：145, 2013.

11) Karimi MT： Evidence-Based Evaluation of Physiological Effects of Standing and Walking in Individuals with Spinal Cord Injury. *Iran J Med Sci*, **36**(4)：242-253, 2011.
   Summary 脊髄損傷患者の立位歩行による効果（骨量の増加，拘縮予防，心血管・消化器系の賦活）についてのレビューを行っている．強いエビデンスはないものの，簡単に装着し常時使用できる装具の開発が必要と結論付けている．

12) La Scaleia V, et al：Control of Leg Movements Driven by EMG Activity of Shoulder Muscles. *Front Hum Neurosci*, **8**：838, 2014.

13) Sylos-Labini F, et al：Locomotor-like leg movements evoked by rhythmic arm movements in humans. *PLoS One*, **9**(3)：e90775, 2014.
   Summary 歩行時の上下肢の連動について述べている．T-HAL の根拠となった論文の1つである．

14) Daly JJ, et al：Construction of efficacious gait and upper limb functional interventions based on brain plasticity evidence and model-based measures for stroke patients. *Scientific World Journal*, **7**：2031-2045, 2007.
   Summary 運動学習には，正常に近い特異的な活動を随意的に行うこと，集中し動作を繰り返すことが必要とされる．

好評増刷

カラーアトラス

爪の診療実践ガイド

●編集　安木　良博（昭和大学/東京都立大塚病院）
　　　　田村　敦志（伊勢崎市民病院）

目で見る本で臨床診断力がアップ！

爪の基本から日常の診療に役立つ処置のテクニック、写真記録の撮り方まで、皮膚科、整形外科、形成外科のエキスパートが豊富な図写真とともに詳述！
必読、必見の一書です！
2016年10月発売　オールカラー
定価（本体価格 7,200 円＋税）　B5 判　202 頁

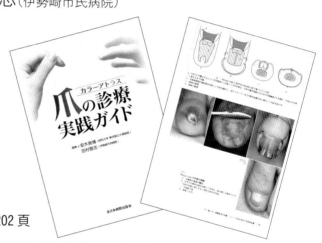

全日本病院出版会　〒113-0033　東京都文京区本郷 3-16-4　Tel：03-5689-5989
www.zenniti.com　Fax：03-5689-8030

MB Med Reha **No.249**：**62-67**, 2020

特集／高齢者脊椎疾患リハビリテーションアプローチ

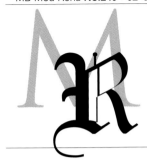

脊椎転移患者の「がんロコモ」と リハビリテーション治療

小山内俊久*

Abstract　ロコモティブシンドローム(ロコモ)は,「運動器の障害のため移動機能の低下をきたした状態」と定義される. そして, がん自体あるいはがん治療によって引き起こされたロコモを「がんロコモ」と呼ぶ. がん患者の運動器障害は次の3つに分類される. ① がんによる運動器の問題(骨転移による痛み, 骨折, 脊髄麻痺など), ② がん治療による運動器の問題(手術療法, 放射線療法, 薬物療法による神経・筋・骨関節障害など), ③ 併存する運動器疾患の進行による問題(疼痛や体力低下などによる元々あったロコモの進行). 脊椎転移による痛みや麻痺は体動を著しく妨げてがんロコモを引き起こし, 身体活動の低下はそれに拍車をかける. 症状と脊椎不安定性を評価し, 個々の症例に応じたリハビリテーション治療を行うことが重要である. 「動ける」ように支援することは, がん患者のQOL (quality of life)を維持し, 尊厳を守ることにつながる.

Key words　がん(cancer), 身体活動(physical activity), 脊椎転移(spinal metastases), リハビリテーション治療(rehabilitation treatment), ロコモティブシンドローム(locomotive syndrome)

はじめに

ロコモティブシンドローム(ロコモ)は2007年に日本整形外科学会が提唱した概念で[1],「運動器の障害のため移動機能の低下をきたした状態」と定義される[2]. ロコモが進行すると介護が必要になるリスクが高まる. そのため国は健康づくりの施策「健康日本21(第二次)」(2013～22年)の中で, ロコモを認知している国民の割合を80%まで上げることを目標に掲げ, その予防を呼びかけている. また同学会は2018年, がん自体あるいはがん治療によって引き起こされたロコモを「がんロコモ」と呼び, 運動器の専門家である整形外科医が中心となってそのケアを担い, がん医療に貢献していこうと活動を始めている. 超高齢社会となった今, がんロコモ患者はさらに増えていくことが予想される.

がんロコモの問題点

がんロコモは大きく3つの問題からなる[3]. 1つは,「がんによる運動器の問題」で骨転移による痛み, 骨折, 脊髄麻痺が代表的である. 次が「がん治療による運動器の問題」で, 低活動からくる筋萎縮・関節拘縮, 手術や放射線治療による局所的な運動器障害, 薬物療法の副作用による全身的な運動器障害など多岐にわたる. そして最後が,「併存する運動器疾患の進行による問題」であり, がんによる疼痛や体力低下などにより, 元々あったロコモが進行することを指す.

患者の移動機能低下がどういった原因から生じているかを見極めることはとても重要である. なぜなら, 日常生活における活動性(Performance Status；PS)(**表 1**)[4]が生命予後予測因子の1つとなり, それによって化学療法や手術療法の適応が

* Toshihisa OSANAI, 〒003-0804 北海道札幌市白石区菊水4条2-3-54　北海道がんセンターリハビリテーション科, 医長

表 1. ECOG*の Performance Status（PS）

Score	定　義
0	全く問題なく活動できる．発病前と同じ日常生活が制限なく行える．
1	肉体的に激しい活動は制限されるが，歩行可能で，軽作業や座っての作業は行うことができる． 例：軽い家事，事務作業
2	歩行可能で自分の身の回りのことはすべて可能だが作業はできない． 日中の 50％以上はベッド外で過ごす．
3	限られた自分の身の回りのことしかできない． 日中の 50％以上をベッドか椅子で過ごす．
4	全く動けない．自分の身の回りのことは全くできない． 完全にベッドか椅子で過ごす．

*ECOG : Eastern Cooperative Oncology Group

（文献 4 より）

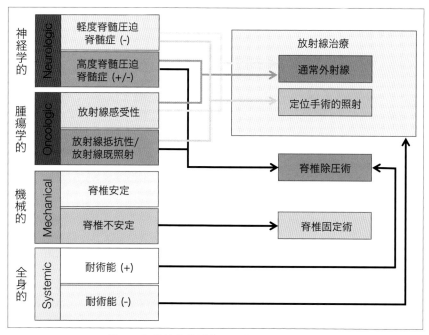

図 1. 転移性脊椎腫瘍の治療戦略 "NOMS"
（文献 5 より引用し，筆者が和訳）

決められるからである．本来 PS はがん患者の「全身状態の指標」である．運動器障害による見かけ上の PS 低下が全身状態の低下と捉えられると，できる治療が行われない恐れがある．がんロコモへの適切な対応は，患者にがん治療の機会を失わせず，治療を継続させることにつながる．

2019 年 4〜12 月までに当科を受診した運動器障害のあるがん患者 130 人を調べたところ，骨転移症状 63％，骨転移と関連のない運動器症状 26％，両方ある者が 11％であった．そして，骨転移のうちおよそ 6 割が脊椎転移による症状であった

（データ未発表）．本稿ではがんロコモへの対応，予防という視点から，保存療法が選択された脊椎転移患者のリハビリテーション治療について概説する．

転移性脊椎腫瘍の治療戦略

リハビリテーション治療を考えるうえで，転移性脊椎腫瘍の治療戦略 "NOMS" を知っておくと良い（**図 1**）[5]．それは neurologic（脊髄圧迫の程度・脊髄症の有無），oncologic（腫瘍の放射線感受性），mechanical（脊椎の力学的安定性），systemic

表 2. 椎体症候群（vertebral syndromes）

名　称	骨転移部位	症　状
Atlantoaxial syndrome	第 1, 2 頚椎	後頭部から項部にかけての痛み 頚部の屈曲で増悪する.
C7〜T1 syndrome	第 7 頚椎，第 1 胸椎	肩甲骨間領域（背部）の痛み
L1 syndrome	第 1 腰椎（時に第 12 胸椎）	腸骨稜や仙腸関節部の痛み
Sacral syndrome	仙椎	殿部，陰部，大腿後面の痛み 座位／臥位で増悪し，立位／歩行で改善する.

（文献 8 より）

表 3. Spine Instability Neoplastic Score（SINS）

評価項目	score
脊椎の部位	
移行部（occiput-C2，C7-T2，T11-L1，L5-S1）	3
可動性のある脊椎（C3-C6，L2-L4）	2
ある程度強固な部位（T3-T10）	1
強固な部位（S2-S5）	0
臥位で軽減する痛み and/or 脊椎の動きや負荷による痛み	
ある	3
ない（痛みは時にあるが機械的疼痛ではない）	1
疼痛は全くない	0
骨病変の性状	
溶骨性	2
溶骨性／造骨性の混合	1
造骨性	0
画像検査上の脊椎アライメント	
脱臼や亜脱臼がある	4
新たな変形（後弯／側弯）がある	2
正常のアライメント	0
椎体の圧潰	
50%を超える圧潰がある	3
50%を超えない圧潰がある	2
圧潰はないが椎体の 50%を超える病変がある	1
上記以外	0
脊椎後側方要素への波及（椎間関節，椎弓根，肋椎関節の骨折 or 腫瘍による置換）	
両側	3
片側	1
上記以外	0

（文献 9 より引用し，筆者が和訳）

（全身状態・耐術能）の頭文字を取ったもので，それらを評価して治療方針を決定しようというものである．脊髄圧迫症状に対しては除圧術が，脊椎不安定性があれば固定術が行われる．しかし，全身状態が悪ければもちろん保存療法となるし，悪性リンパ腫や骨髄腫のような放射線感受性が高い腫瘍では放射線治療が優先されることが多い．放射線治療中に症状が増悪すれば手術に変更される

こともある．保存療法が選択されたとしても患者の病態は一様ではなく，治療の大枠を理解しつつ個別に対応することが必要である．

脊椎転移患者のリハビリテーション治療

リハビリテーション治療を行ううえで誰もが避けたいこと，それは疼痛増強，脊椎アライメントの変化，麻痺の出現・増悪である．ベッドに寝かせたまま動かさなければ，そうしたことは起こらないかもしれない．しかし，安静臥床による弊害は運動器，循環器，呼吸器など多岐に及ぶ．平均年齢67歳の健常者が10日間床上で安静にすると，膝関節伸展筋力は $13.2\pm4.1\%$，最大酸素摂取量（VO_2max）は $12.2\pm4.5\%$ 減じた[6]．ICU に 7 日以上居た患者ではエコー検査による大腿直筋横断面積が10日目で17.7%減っていた[7]．そうした変化はがんロコモに拍車をかけることにつながりかねない．脊椎転移があっても許される体動・運動を知ると，提供できるリハビリテーション治療の幅が広がる．そのためには症状を把握し，脊椎不安定性を評価し，転移部位に応じた治療計画を立てる必要がある．

1．症状の把握

脊椎転移では疼痛，運動麻痺，膀胱直腸障害以外に様々な症状が起こり得る．また，多発転移であればどこが症状の責任病巣であるかを判断しなければならない．腫瘍の骨外浸潤による局所的な神経根症状や，椎体症候群（vertebral syndromes）として知られる特徴的な関連痛（**表2**）が生じることがある[8]．機械的疼痛とは異なる夜間臥床中の痛みは，Batson 静脈叢のうっ滞と関連するといわれる．頚椎転移では顎関節や上肢の運動が疼痛を誘発する．胸椎転移では背部から胸腹部

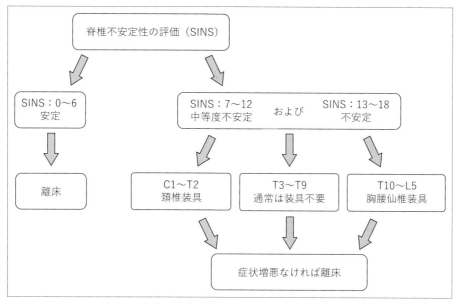

図 2. 脊椎不安定性・転移部位に応じた離床計画
（文献 10 より引用し，筆者が一部改変）

にかけて帯状の痛みが特徴である．下位胸椎から
腰椎の転移では，股関節，骨盤の動きで痛みが増
悪することもある．がんと関連のない運動器障害
（骨粗鬆症，変形性脊椎症，脊柱管狭窄症など）が
併存すれば，それが症状に関連しているかを鑑別
する必要がある．下肢の変形性関節症は脊椎アラ
イメントを乱し，立位訓練を行ううえで不利とな
る．

2．脊椎不安定性の評価

脊椎不安定性の評価法として SINS(Spine
Instability Neoplastic Score)が有用である(**表
3**)[9]．これは発生部位，疼痛，画像検査所見の 6 項
目をスコア化するもので点数が高いほど不安定性
が強い．体動で強く，臥床で軽くなる痛みが機械
的疼痛であり，それ以外の痛みと区別する．骨病
変の性状は CT で判断するのが良い．脊椎アライ
メントは以前の画像と比較するか，立位と臥位で
比較する．総合点で 0～6 点は安定，7～12 点は中
等度の不安定(不安定が切迫している可能性)，
13～18 点は不安定と判定する．7 点以上は手術的
治療を検討する根拠となる．

3．転移部位に応じた治療計画

頚胸椎(C1～T2)，胸椎(T3～T9)，胸腰椎
(T10～L5)に分けてリハビリテーション治療計画
を立て，良好な治療成績が得られたと報告されて

いる(**図 2**)[10]．初診時・安静時，離床開始時，離
床後・退院後に分けて述べるが，放射線治療の効
果が乏しければ，それに応じて計画を変更せざる
を得ない．

1）初診時・安静時

不安定な頚胸椎(C1～T2)転移では頚椎装具を
装着させる．フィラデルフィア・カラーのように
後頭・胸部方向に長さのある装具は前後屈運動を
ある程度制限するが，回旋，側屈方向への制動性
は弱い．しかし，装具には動作を慎重にさせる
"psychological reminder" としての働きがあり，
装着直後より疼痛が緩和することも多い．疼痛が
緩和すれば，多くの症例で離床できる．頚椎装具
を付けた場合，開口動作では上位頚椎に後屈動作
が生じ，肩関節挙上では頚椎に牽引力がかかる．
したがって，食事や更衣での配慮，歩行器・車椅
子操作の指導なども必要となる．

胸椎は肋骨，胸骨とともに胸郭を構成している
ために体動痛が軽いことが多く，胸椎転移(T3～
T9)で体幹装具を必要とすることは少ない．実際
のところ装着耐用性と制動性を併せ持つ実用的な
装具はない．放射線治療開始後数日は床上安静で
疼痛増強(フレア現象)や麻痺の有無をモニターす
るが，問題がなければほとんどの症例で離床を許
可できる．

不安定な胸腰椎（T10～L5）転移では放射線治療終了時に装着できるよう，体幹装具の作成に取りかかる．装具の有無で放射線治療後の病的骨折発生率に差がないという報告があるが[11]，離床を進めるうえでは有用である．安静の間，Gatchベッドの背上げは30°までとする．そうすることで腰椎にかかる負荷は体重の半分ほどになると計算される[12]．このとき重要なのは必ず先に膝上げを行い，身体がずり下がって脊椎前屈位にならないようにすることである．股関節屈曲は30°未満として骨盤後傾を抑え，過度の腹圧上昇を避ける．下肢筋力訓練は許可するが自動下肢伸展挙上は禁じる．上肢の運動制限は不要でレジスタンス運動も許可する．

床上安静の期間，静脈血栓塞栓症対策，呼吸機能訓練は必須である．ベッド周囲の環境設定，身の回り動作確立，誤嚥予防のため，当科では作業療法士，言語聴覚士も加わって治療を行っている．

2）離床開始時

胸椎転移，腰椎転移の離床時期は症状と放射線治療の進行状況に応じて決定する．疼痛増強や麻痺の出現がなければ放射線治療終了前でも離床は可能であるが，不安定な胸腰椎（T10～L5）転移では体幹装具の完成を待って開始する．Gatchベッドの背上げ角度を1時間に15°ずつ上げながら症状の変化をモニターする．60°まで問題がなければベッド上端座位，車椅子，立位訓練，歩行訓練と進めていく．斜面台があればそれを利用して立位訓練をする．

3）離床後・退院後

乳がん，前立腺がんなどは脊椎転移があっても日常生活に復帰し，長期生存者となることも多い．がんロコモの予防は退院後も継続されなければならない．がんサバイバーは中等度（3～6 METs）の有酸素運動を1週間に150分，レジスタンス運動を1週間に2～3日行うことが推奨されている[13]．運動にはQOLを上げ，化学療法への耐容性を増し，がんの進行を抑え，生命予後を向上させる可能性が秘められている[14]．海外では脊椎転移患者に対する運動療法の安全性が確認され，骨転移の進行抑制効果についても検証されようとしている[15]．

おわりに

脊椎転移患者の多くは不幸な転帰を辿るが，最期まで他人の手を借りずに「動ける」ことを願っている．患者のQOLを維持し，尊厳を守るために運動器を専門とする医療者ができることは多い．脊椎転移の運動療法については科学的に吟味されたエビデンスの蓄積が求められる．がんロコモの概念が普及することで運動の重要性が認識され，運動腫瘍学がますます発展していくことを期待したい．

文　献

1) 中村耕三：超高齢社会とロコモティブシンドローム．日整会誌，82：1-2，2008.

2) 日本整形外科学会／ロコモチャレンジ！推進協議会：ロコモパンフレット2015年版．〔https://www.joa.or.jp/public/locomo/locomo_pamphlet_2015.pdf〕

3) 土屋弘行：新たな挑戦―がんとロコモティヴシンドローム．クリニシアン，65（669）：4-8，2018.

4) Performance Status Score. Common Toxicity Criteria, Version2.0 Publish Date April 30, 1999. 〔http://ctep.cancer.gov/protocolDevelopment/electronic_applications/docs/ctcv20_4-30-992.pdf〕（JCOGホームページ〔http://www.jcog.jp/〕より）

5) Laufer I, et al：The NOMS framework：approach to the treatment of spinal metastatic tumors. *Oncologist*, 18：744-751, 2013.
   Summary 転移性脊椎腫瘍の治療戦略をわかりやすく解説している．

6) Kortebein P, et al：Functional impact of 10 days of bed rest in healthy older adults. *J Gerontol A Biol Sci Med Sci*, 63：1076-1081, 2008.

7) Puthucheary ZA, et al：Acute skeletal muscle wasting in critical illness. *JAMA*, 310：1591-1600, 2013.

8) Portenoy RK：Cancer pain. Epidemiology and syndromes. *Cancer*, 63：2298-2307, 1989.

9) Fisher CG, et al：A novel classification system

for spinal instability in neoplastic disease : an evidence-based approach and expert consensus from the Spine Oncology Study Group. *Spine*, **35** : E1221-1229, 2010.
Summary SINS の作成に至った経過と評価の詳細を解説している.

10) 中田英二ほか : 麻痺の無い脊椎の骨関連事象 (SRE)に対する RT の治療成績. 整外と災外, **66** : 921-925, 2017.

11) Rief H, et al : The influence of orthopedic corsets on the incidence of pathological fractures in patients with spinal bone metastases after radiotherapy. *BMC Cancer*, **15** : 745, 2015.

12) 増山 茂ほか : 背もたれの有無で異なる半座位での腰椎負担―作用・反作用から見た椎間板負担―. 日本腰痛会誌, **10** : 90-94, 2004.

13) Segal R, et al : Exercise for people with cancer : a clinical practice guideline. *Curr Oncol*, **24** : 40-46, 2017.

14) Stout NL, et al : A systematic review of exercise systematic reviews in the cancer literature (2005-2017). *PM R*, **9**(9S2) : S347-S384, 2017.
Summary がん患者の運動についての臨床研究をレビューしている.

15) Hart NH, et al : Mechanical suppression of osteolytic bone metastases in advanced breast cancer patients : a randomised controlled study protocol evaluating safety, feasibility and preliminary efficacy of exercise as a targeted medicine. *Trials*, **19** : 695, 2018.

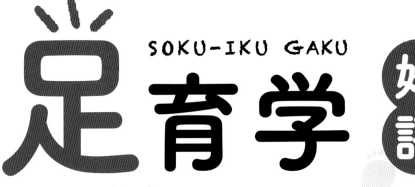

SOKU-IKU GAKU

足育学

好評

外来でみる
フットケア・フットヘルスウェア

編集：高山かおる　埼玉県済生会川口総合病院 主任部長
一般社団法人足育研究会 代表理事

2019年2月発行　B5判　274頁　定価（本体価格 7,000円＋税）

治療から運動による予防まで
あらゆる角度から「足」を学べる足診療の決定版！

解剖や病理、検査、治療だけでなく、日々のケアや爪の手入れ、
運動、靴の選択など知っておきたいすべての足の知識が網羅されています。
皮膚科、整形外科、血管外科・リンパ外科・再建外科などの**医師**や**看護師**、
理学療法士、**血管診療技師**、さらには**健康運動指導士**や**靴店マイスター**など、
多職種な豪華執筆陣が丁寧に解説！
初学者から専門医師まで、とことん「足」を学べる一冊です。

CONTENTS

<table>
<tr><td>序章</td><td>「あしよわ分類」を理解する</td></tr>
<tr><td>Ⅰ章</td><td>足を解剖から考える</td></tr>
<tr><td>Ⅱ章</td><td>足疾患の特徴を学ぶ</td></tr>
<tr><td>Ⅲ章</td><td>検査で足を見極める</td></tr>
<tr><td>Ⅳ章</td><td>足疾患の治療を知る</td></tr>
<tr><td>Ⅴ章</td><td>足のケア・洗い方を指導する</td></tr>
<tr><td>Ⅵ章</td><td>フットウェアを選ぶ</td></tr>
<tr><td>Ⅶ章</td><td>忘れてはいけない
歩き方指導・運動</td></tr>
<tr><td>Ⅷ章</td><td>まだまだ知っておきたい
足にまつわる知識</td></tr>
<tr><td>巻末</td><td>明日から使える「指導箋」</td></tr>
</table>

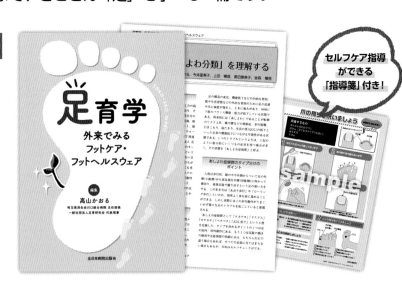

セルフケア指導
ができる
「指導箋」付き！

全日本病院出版会　〒113-0033 東京都文京区本郷 3-16-4　Tel：03-5689-5989
www.zenniti.com　Fax：03-5689-8030

第31回日本末梢神経学会学術集会

会　期：2020年9月11日(金)，12日(土)
会　場：ホテルスプリングス幕張
　　　　〒261-0021 千葉県千葉市美浜区ひび野1-11
　　　　TEL：043-296-3111
会　長：桑原　聡(千葉大学大学院医学研究院 脳神経内科学)
テーマ：煌めく末梢神経学の未来をめざして
演題募集期間：2020年2月6日～4月9日(延長いたしません)
特別講演：Peter C Amadio(Mayo Clinic)「Entrapment Neuropathy」
特別講演：Ivo van Schaik(University of Amsterdam)「CIDP」
　　　　　　　　　　　以上，演題名は仮題です．
教育講演：Common disease としての末梢神経疾患，超音波による末梢神経の微細形態学，iPS細胞を用いた神経疾患病態解明と創薬
特別企画：末梢神経学会の31年
シンポジウム：末梢神経再生と機能再建，炎症性末梢神経疾患のトピックス，末梢神経疾患と脊椎・脊髄疾患の接点，手根管症候群の病態を多面的に考える

　厚生労働省セッション，産業医学講座，学会賞候補セッション，メディカルスタッフ・レジデント実技セミナー，エコー実技セミナー

　日本整形外科学会，日本神経学会，日本リハビリテーション医学会，日本手外科学会，日本形成外科学会，日本臨床神経生理学会，産業医の専門医認定更新単位申請を予定しております．

詳細はHPにおいてお知らせいたします：http://jpns31.umin.jp/index.html

第31回日本末梢神経学会学術集会運営事務局：
　株式会社サンプラネット メディカルコンベンション事業部
　〒112-0012　東京都文京区大塚3-5-10
　　　　　　　　住友成泉小石川ビル6階
　TEL：03-5940-2614　FAX：03-3942-6396
　E-mail：jpns31@sunpla-mcv.com

FAX による注文・住所変更届け

改定：2015 年 1 月

　毎度ご購読いただきましてありがとうございます．

　読者の皆様方に小社の本をより確実にお届けさせていただくために，FAX でのご注文・住所変更届けを受けつけております．この機会に是非ご利用ください．

◇ご利用方法

　FAX 専用注文書・住所変更届けは，そのまま切り離して FAX 用紙としてご利用ください．また，注文の場合手続き終了後，ご購入商品と郵便振替用紙を同封してお送りいたします．**代金が 5,000 円をこえる場合，代金引換便とさせて頂きます．**その他，申し込み・変更届けの方法は電話，郵便はがきも同様です．

◇代金引換について

　本の代金が 5,000 円をこえる場合，代金引換とさせて頂きます．配達員が商品をお届けした際に，現金またはクレジットカード・デビットカードにて代金を配達員にお支払い下さい(本の代金＋消費税＋送料)．(※年間定期購読と同時に 5,000 円をこえるご注文を頂いた場合は代金引換とはなりません．郵便振替用紙を同封して発送いたします．代金後払いという形になります．送料は定期購読を含むご注文の場合は頂きません)

◇年間定期購読のお申し込みについて

　年間定期購読は，1 年分を前金で頂いておりますため，代金引換とはなりません．郵便振替用紙を本と同封または別送いたします．送料無料，また何月号からでもお申込み頂けます．

　毎年末，次年度定期購読のご案内をお送りいたしますので，定期購読更新のお手間が非常に少なく済みます．

◇住所変更届けについて

　年間購読をお申し込みされております方は，その期間中お届け先が変更します際，必ずご連絡下さいますようよろしくお願い致します．

◇取消，変更について

　取消，変更につきましては，お早めに FAX，お電話でお知らせ下さい．

　返品は，原則として受けつけておりませんが，返品の場合の郵送料はお客様負担とさせていただきます．その際は必ず小社へご連絡ください．

◇ご送本について

　ご送本につきましては，ご注文がありましてから約 1 週間前後とみていただきたいと思います．お急ぎの方は，ご注文の際にその旨をご記入ください．至急送らせていただきます．2～3 日でお手元に届くように手配いたします．

◇個人情報の利用目的

　お客様から収集させていただいた個人情報，ご注文情報は本サービスを提供する目的(本の発送，ご注文内容の確認，問い合わせに対しての回答等)以外には利用することはございません．

　その他，ご不明な点は小社までご連絡ください．

株式会社 全日本病院出版会

〒 113-0033 東京都文京区本郷 3-16-4-7 F
電話 03(5689)5989　FAX03(5689)8030　郵便振替口座 00160-9-58753

FAX 専用注文書

ご購入される書籍・雑誌名に○印と冊数をご記入ください

5,000 円以上代金引換

○	書　籍　名	定価	冊数
	運動器臨床解剖学—チーム秋田の「メゾ解剖学」基本講座— 新刊	¥5,940	
	ストレスチェック時代の睡眠・生活リズム改善実践マニュアル 新刊	¥3,630	
	超実践！がん患者に必要な口腔ケア 新刊	¥4,290	
	足関節ねんざ症候群—足くびのねんざを正しく理解する書— 新刊	¥5,500	
	読めばわかる！臨床不眠治療—睡眠専門医が伝授する不眠の知識—	¥3,300	
	骨折治療基本手技アトラス—押さえておきたい 10 のプロジェクト—	¥16,500	
	足育学　外来でみるフットケア・フットヘルスウェア	¥7,700	
	四季を楽しむビジュアル嚥下食レシピ	¥3,960	
	病院と在宅をつなぐ 脳神経内科の摂食嚥下障害—病態理解と専門職の視点—	¥4,950	
	ここからスタート！睡眠医療を知る—睡眠認定医の考え方—	¥4,950	
	カラーアトラス　爪の診療実践ガイド	¥7,920	
	睡眠からみた認知症診療ハンドブック—早期診断と多角的治療アプローチ—	¥3,850	
	肘実践講座　よくわかる野球肘　肘の内側部障害—病態と対応—	¥9,350	
	医療・看護・介護で役立つ嚥下治療エッセンスノート	¥3,630	
	こどものスポーツ外来—親もナットク！このケア・この説明—	¥7,040	
	野球ヒジ診療ハンドブック—肘の診断から治療，検診まで—	¥3,960	
	見逃さない！骨・軟部腫瘍外科画像アトラス	¥6,600	
	パフォーマンス UP！　運動連鎖から考える投球障害	¥4,290	
	医療・看護・介護のための睡眠検定ハンドブック	¥3,300	
	肘実践講座 よくわかる野球肘　離断性骨軟骨炎	¥8,250	
	これでわかる！スポーツ損傷超音波診断 肩・肘＋α	¥5,060	
	達人が教える外傷骨折治療	¥8,800	
	ここが聞きたい！スポーツ診療 Q & A	¥6,050	
	見開きナットク！フットケア実践 Q & A	¥6,050	
	高次脳機能を鍛える	¥3,080	
	最新　義肢装具ハンドブック	¥7,700	
	訪問で行う 摂食・嚥下リハビリテーションのチームアプローチ	¥4,180	

バックナンバー申込（※ 特集タイトルはバックナンバー 一覧をご参照ください）

❀メディカルリハビリテーション(No)

No＿＿＿＿　No＿＿＿＿　No＿＿＿＿　No＿＿＿＿　No＿＿＿＿
No＿＿＿＿　No＿＿＿＿　No＿＿＿＿　No＿＿＿＿　No＿＿＿＿

❀オルソペディクス(Vol/No)

Vol/No＿＿＿　Vol/No＿＿＿　Vol/No＿＿＿　Vol/No＿＿＿　Vol/No＿＿＿

年間定期購読申込

❀メディカルリハビリテーション	No.		から
❀オルソペディクス	Vol.	No.	から

TEL：　（　　　）　　　　　FAX：　（　　　）

ご住所　〒

フリガナ

お名前　　　　　　　　　　　　　　要捺印　診療科目

FAX 03-5689-8030 全日本病院出版会行

年　　月　　日

住　所　変　更　届　け

お　名　前	フリガナ	
お客様番号		毎回お送りしています封筒のお名前の右上に印字されております8ケタの番号をご記入下さい。
新お届け先	〒　　　　　　都 道 　　　　　　　府 県	
新電話番号	（　　　　　　）	
変更日付	年　　月　　日より	月号より
旧お届け先	〒	

※ 年間購読を注文されております雑誌・書籍名に✓を付けて下さい。
- ☐ Monthly Book Orthopaedics（月刊誌）
- ☐ Monthly Book Derma.（月刊誌）
- ☐ 整形外科最小侵襲手術ジャーナル（季刊誌）
- ☐ Monthly Book Medical Rehabilitation（月刊誌）
- ☐ Monthly Book ENTONI（月刊誌）
- ☐ PEPARS（月刊誌）
- ☐ Monthly Book OCULISTA（月刊誌）

Monthly Book Medical Rehabilitation
バックナンバー在庫

2020.5.現在

2020年　年間購読のご案内

年間購読料　40,150円(消費税込)

年間 13 冊発行

(通常号 11 冊・増大号 1 冊・増刊号 1 冊)

送料無料でお届けいたします！

各号の詳細は弊社ホームページでご覧いただけます.
☞www.zenniti.com/

※各号定価(本体価格 2,500 円＋税)(増刊・増大号を除く)

次号予告

回復期で知っておきたい！
ここが分かれ道!!
症状から引く検査値と画像

No. 250（2020 年 7 月増刊号）

編集／昭和大学教授　　　　　川手信行

編集主幹：宮野佐年　医療法人財団健貢会総合東京病院
　　　　　　　　　　　リハビリテーション科センター長
　　　　　水間正澄　医療法人社団輝生会理事長
　　　　　　　　　　　昭和大学名誉教授

No.249　編集企画：
髙木理彰　山形大学主任教授

Monthly Book Medical Rehabilitation　No.249

2020 年 6 月 15 日発行　（毎月 1 回 15 日発行）
定価は表紙に表示してあります．
Printed in Japan

発行者　　末　定　広　光
発行所　　株式会社　全日本病院出版会
〒 113-0033 東京都文京区本郷 3 丁目 16 番 4 号 7 階
　　　　　電話（03）5689-5989　Fax（03）5689-8030
　　　　　郵便振替口座 00160-9-58753

印刷・製本　三報社印刷株式会社　　　電話（03）3637-0005
広告取扱店　　資日本医学広告社　　　電話（03）5226-2791